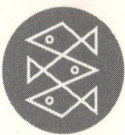

Dieser Tag wird kommen. Für beinahe jede und jeden. Der Tag, an dem die alten Eltern nicht mehr können, krank werden, Pflegefälle sind. Alle Töchter und Söhne wissen, dass es irgendwann so weit sein wird, aber kaum jemand bereitet sich darauf vor. Und mit dem Tag X kommen Hilflosigkeit, Ohnmacht, Selbstvorwürfe: Was tun mit dem Vater, was tun mit der Mutter? Ein Pflegeheim will man den Eltern ersparen, häusliche Pflege ist unbezahlbar – aber den Beruf und das eigene Leben aufgeben, um die Pflege selbst zu übernehmen?

In eindrucksvoller Offenheit erzählt der Autor das Drama einer Familie und berichtet, mit welchen grundlegenden Fragen er sich plötzlich konfrontiert sah. Er schildert packend die Gewissenskonflikte und auch die bürokratischen Schwierigkeiten seiner Situation. Und er schlägt Alarm angesichts der Untätigkeit, mit der Gesellschaft und Politik vor einer der großen sozialen Fragen unserer Zeit stehen.

»Dieses unter Pseudonym geschriebene Buch erzählt uns erschütternd genau das, was wir eigentlich nicht wissen wollen. Und gehört deshalb auf jeden Nachttisch.« *Stern*

Der Autor ist seit 30 Jahren Jounalist und arbeitet bei verschiedenen deutschen Zeitungen. Die Lösung, die er für die Pflege seines Vaters fand, ist offiziell illegal. Um sie nicht zu gefährden, muss er anonym bleiben. 2008 erhielt der Autor für dieses Buch den Preis der Hamburger Rinke-Stiftung.

Unsere Adresse im Internet: www.fischerverlage.de

Anonymus

Wohin mit Vater?

Ein Sohn verzweifelt
am Pflegesystem

Fischer
Taschenbuch
Verlag

Ungekürzte Ausgabe
Veröffentlicht im Fischer Taschenbuch Verlag,
einem Unternehmen der S. Fischer Verlag GmbH,
Frankfurt am Main, August 2008

© S. Fischer Verlag GmbH, Frankfurt am Main 2007
Alle Rechte vorbehalten
Satz: Pinkuin Satz und Datentechnik, Berlin
Druck und Bindung: CPI – Clausen & Bosse, Leck
Printed in Germany
ISBN 978-3-596-17530-7

Für meine Schwester

Inhalt

Erstes Kapitel

Der Tag X

Als der Anruf kam, ahnte er nicht, dass von nun an alles anders sein würde. Er wusste nur, dass jetzt Eile geboten war. Er packte den Koffer und rief ein Taxi. Bis zum nächsten Flugzeug hatte er noch genau sechzig Minuten. Am Telefon hatte seine Schwester das Wort »Zusammenbruch« gesagt. Genaueres, nein, wisse sie auch nicht, die Mutter sei plötzlich umgekippt, sie sei sofort ins Elternhaus gefahren, ja, der Arzt sei da. Er möge schleunigst kommen, hatte seine Schwester gesagt, und dann hörte er noch, wie sie ins Telefon weinte.

Als er in der Stadt seiner Eltern ankam, war die Mutter tot. Herzinfarkt, sagte der Arzt. Sie war 83 Jahre alt geworden.

Der Vater saß in dem Sessel, in dem er immer saß. Er hatte keine Tränen, er hatte Angst. Die Frau, die in den vergangenen fünf Jahren sein Leben garantiert hatte, war tot. Seit fünf Jahren war er ein so genannter Pflegefall. Es fing damit an, dass ihm immer wieder die Beine nachgaben, als hätte ihn ein plötzlicher Schwindel gepackt. Er stürzte, er stürzte schwer und verletzte sich. Eine Zeitlang wieder blieben diese Anfälle aus, und die Familie freute sich schon über das Verschwinden eines unerklärlichen Phänomens. Doch es kam wieder, schlimmer als zuvor, die Attacken häuften sich, die Abstände dazwischen wurden kürzer, und nach wenigen Monaten wurde die böse Ahnung zur schlimmen Gewissheit: Der Vater würde nie mehr allein stehen und gehen können. Er vermochte sich nur noch fortzubewegen, wenn ihn zwei kräftige Hände packten, hielten und stützten. Eine seltene Störung im Gehirn, die den Gleichgewichtssinn beeinträchtige, diagnostizierte das Krankenhaus. Pflegestufe III, die höchste, diagnostizierte der Medizinische Dienst der Krankenkassen. Rundumbetreuung vonnöten, 24 Stunden am Tag.

Ein Gefesselter war der Vater geworden, immobil, bei allem auf fremde Hilfe angewiesen. Bei allem. Und war doch mit seinen 86 Jahren bei völliger geistiger Klarheit.

Der Vater saß in seinem Sessel im Wohnzimmer, und oben im ersten Stock des Hauses, das sie am Stadtrand bewohnten, lag seine tote Frau. Der Sohn und die Tochter saßen auf dem Sofa neben ihm. Sie sprachen nichts. Manchmal nahm eines der Kinder die Hand des Vaters für eine kurze Weile. Sie wussten, dass nun all die geschäftigen Verrichtungen zu beginnen hätten, die ein Trauerhaus verlangte, die Information der Verwandten und Bekannten, die Bestellung eines Bestattungsunternehmens, Todesanzeige und Trauerkarten, Pfarrer, Friedhof und was sonst alles zu tun war. Aber noch saßen sie da, fast unbewegt und stumm. Und wahrscheinlich waren sie so tief in ihrer Stummheit gefangen, weil jeder wusste, dass eine Frage vor ihnen stand, auf die sie keine Antwort hatten: Wohin mit Vater?

Der Sohn stand auf vom Sofa, öffnete die Tür zu dem kleinen Garten vor dem Wohnzimmer, trat in einen sonnigen Apriltag, und statt an die drängenden Probleme der allernächsten Zukunft zu denken, machten sich seine Gedanken auf und davon und ließen sich in weit entfernten Sommern nieder, in denen er, elfjährig, zwölfjährig, mit seinem Vater über die Berge gewandert war. Es waren die innigsten Erinnerungen, die er an seine frühen Zeiten mit dem Vater hatte. Die späteren waren oft schwierig gewesen, die endlosen Debatten über Gott und die Welt und die Politik, die

Provokationen, die der Sohn anzettelte, er war gerade auf die Universität und mitten in die Stürme von '68 gekommen. Es waren lange Jahre gewesen, in denen sich der Vater und der Sohn nicht immer Freundliches zu sagen hatten. Umso mehr erschienen jetzt jene frühen Sommer der gemeinsamen Wanderungen in den Bergen im warmen Licht eines ganz besonderen Vater-Sohn-Einverständnisses. Und als er sich da draußen im Garten vor dem Wohnzimmer an diese Unternehmungen erinnerte, es waren oft anspruchsvolle, vielstündige Touren gewesen, da dachte der Sohn, dass das Gehen und besonders das Gehen im Gebirge die eigentliche Natur des Vaters gewesen war, er war ein Mann des Gehens. Sitzen oder liegen, das war nicht das Bild des Vaters, das er im Kopf trug. Nein, der Vater ging. Einer, der nie ruhte und im Ruhen vermutlich sein Lebensunglück gefunden hätte. Einer, der ständig etwas zu tun haben musste. Ein Mann der Unruhe. Wovor musste er eigentlich immer weglaufen, und zu welchen Zielen drängte es ihn?, fragte sich der Sohn, wenn er den Vater wieder einmal zu seinen zahllosen, maßlos langen Spaziergängen aufbrechen sah. Ein Geher, ein ewiger Geher.

Und jetzt saß er hier im Sessel. Und konnte noch beinahe alles. Außer gehen.

Genau das war jetzt das Problem. Wer sollte, wer konnte von nun an die Gehhilfe des Vaters sein? Damals, vor fünf Jahren, als die Krankheit begann, hatte es keine großen Debatten in der Familie gegeben. Fraglos und zunächst auch klaglos hatte die Mutter die Aufgabe übernommen. Sie war die Pflegerin ihres Mannes geworden. War ohnehin gewohnt, ihn zu umsorgen, ganz und gar für ihn da zu sein, vollends ergeben dem traditionellen Frauenbild. Der Vater, er hatte ein kleines Architekturbüro in der Stadt, ging morgens aus dem Haus, kehrte abends zurück, Kinder und Küche waren Frauensache. Er hatte das Geld zu verdienen. Diese Rollenverteilung stand für ihn zu keiner Zeit in Frage, und der Sohn konnte sich auch nicht erinnern, dass seine Mutter je mit ihrem Schicksal gehadert hätte. Das war schon immer so gewesen, warum sollte es bei ihr anders sein? Umstürzlerische Ideen waren seiner Mutter fremd.

Sie übernahm also die Pflege ihres Mannes – und übernahm Schwerstarbeit. Zwar konnte sie es sich dank der Pflegeversicherung – 1432 Euro im Monat bei Stufe III – leisten, sich von einem ambulanten Pflegedienst zeitweise helfen zu lassen, dennoch kam sie bald an die Grenzen ihrer Kräfte. Sie war ein zarte Frau, und es wäre wahrscheinlich auch für eine stärkere eine Überforderung gewesen, den Mann morgens vom Schlafzimmer im ersten Stockwerk des Hauses die Treppe hinab zum Wohnzimmer zu bringen, mittags wieder hinaufzuschleppen und am Nachmittag die Prozedur zu wiederholen. Auch die Nächte waren gestört. Wenn der Vater rief, war sie zur Stelle, stützte ihn, hielt ihn auf den Beinen, auf dem Weg zum Bad oder zur Toilette. Es kam zu Stürzen, und irgendwie gelang es der Mutter immer wieder, ihren Mann vom Boden hochzubringen, ins Bett oder auf einen Stuhl, sie wusste oft selbst nicht, wie. Sie war schon 78 Jahre alt, als das mit der Pflege begann.

Schlimmer noch als die körperlichen Strapazen waren die psychischen Belastungen. Mit der Bewegungslosigkeit ihres Mannes war auch sie bewegungslos geworden, verurteilt, an seiner Seite zu wachen, auszuharren. Selbst die Zeiten des täglichen Einkaufs waren hastige Zeiten, schnell wieder nach Hause, damit dem Vater dort nichts fehle. Die längeren Wege zu den Geschäften in der Innenstadt oder gar in ein Café wagte sie längst nicht mehr. Sie habe, pflegte sie zu sagen, im

Haus ohnehin genügend zu tun, die Küche, der Garten, die Wäsche, der ganze Haushalt eben, nein, sie vermisse nichts, nein, nein.

Erst im letzten Jahr ihres Lebens änderte sich etwas an dieser Ergebenheit. Langsam, zögernd, als sei sie im Begriff, etwas Ungehöriges zu tun, kam der Mutter bei den Telefongesprächen mit ihren beiden Kindern eine erste Klage über die Lippen, wiederholte sich, wurde dringlicher. Dieses gefesselte Leben, so habe sie sich ihr Alter nicht vorgestellt, und es sei ja nicht nur dieses Gebanntsein ans Haus, nein, der Mann sei schwierig geworden in den Jahren seiner Bettlägerigkeit, wirklich, sie wolle sich nicht beschweren, ganz gewiss nicht, aber er sei eben schwierig. Und die Kinder wussten: Wenn die Mutter sagte schwierig, dann meinte sie sehr schwierig.

In der Tat war nicht zu übersehen, dass die Immobilität den Vater veränderte. Seiner eigentlichen Natur beraubt, am unbändigen Bewegungsdrang gehindert, verfiel er in Phasen lang anhaltender Depressionen, sprach wenig und weniger, gebärdete sich zeitweilig herrisch und ungeduldig, stürzte dann wieder in Selbstanklagen, mahnte sich, sein Schicksal tapfer anzunehmen, und haderte im nächsten Moment wieder mit ihm.

Am augenfälligsten aber war, dass er immer apathischer wurde. Er war sein Leben lang ein aufmerksamer Zeitungsleser gewesen, politisch und kulturell wach, verfolgte Debatten und Berichte im Fernsehen. Und nun schien sein Interesse plötzlich erloschen, die Zeitung lag immer öfter ungelesen auf dem Nachttisch, das Fernsehgerät blieb ausgeschaltet.

Das alarmierendste Zeichen der fortschreitenden Teilnahmslosigkeit war indessen, dass er mehr und mehr auf das zu verzichten begann, was all die Jahre hindurch sein eigentliches Lebenselixier gewesen war: Er war stets ein leidenschaftlicher Musikliebhaber gewesen, ein Kenner von hohen Graden, mit dem absoluten Gehör begabt. Über die Maßen verehrte er Mozart, war auch im hohen Alter noch imstande, Rares und wenig Geläufiges ohne Umschweife aus dem Gedächtnis abzurufen, Melodien entlegenster Werke nachzusummen. Die Musik war es auch gewesen, die ihm zu Beginn seiner Krankheit die allzu langen Tage der erzwungenen Untätigkeit zu verkürzen half. Immer saß er in seinem Sessel neben dem CD-Spieler, den Kopfhörer über die Ohren gestülpt, in eine andere Welt versunken, in eine bessere womöglich.

Nun aber schien er der Musik überdrüssig zu werden, immer öfter saß er ohne Ablenkung und Beschäftigung da, und sein Blick ging zu keinem bestimmten Ziel mehr, sondern es war, als sähe er in sich selbst hinein.

»Was ist passiert, Vater«, fragte der Sohn, wenn er zu Besuch kam, »warum hörst du deine Musik nicht mehr?«

»Zu laut«, hieß es dann zur Antwort, »viel zu laut.«

Man könne den Ton doch leiser drehen. Nein, nein, sagte der Vater, das Hören strenge ihn einfach zu sehr an. Und es klang, als wäre er einer alten Liebe auf einmal überdrüssig geworden. Seltsam, dachte der Sohn, wie das Alter Menschen manchmal verändert.

So waren die letzten Jahre der Mutter in Strapazen und Monotonie vergangen. Das eigene Leben war kein eigenes mehr, es war ein Opfer für ihren Mann. Und nun, da sie oben im ersten Stock lag, tot auf ihrem Bett, dachte der Sohn, dass dieser plötzliche Tod wohl auch etwas mit der Überanstrengung bei der Pflege zu tun haben könnte. Er verbot sich den Gedanken schnell wieder, er wusste es schließlich nicht genau. Aber der Gedanke ließ sich nicht verbieten. Er kehrte wieder und immer wieder, und den Sohn überkam jenes Gefühl, das von nun an ein sehr vertrautes Gefühl werden sollte, das ihn begleitete, diesen Tag und die Tage danach und die folgenden Jahre, ein durch nichts zu vertreibendes Gefühl. Es hatte etwas mit Scham zu tun und mit Schuld und mit schlechtem Gewissen.

In der Tat hatten sich der Sohn und seine Schwester von den Entwicklungen im Elternhaus nicht über die Maßen alarmieren lassen. Natürlich waren sie erschrocken, als die Nachrichten über den Gesundheitszustand des Vaters immer ernster wurden. Natürlich nahmen sie betroffen wahr, wie die Kräfte der Mutter schwanden. Aber zu wirklichen Konsequenzen führten solche Wahrnehmungen nicht. Der Sohn, der weit entfernt von der elterlichen Stadt lebte, hatte früher ein- bis zweimal im Jahr die Eltern besucht. Jetzt steigerte er die Frequenz auf drei- bis viermal. Seine Schwester, in der Stadt der Eltern am anderen Ende zu Hause, kam immerhin einmal die Woche und erledigte den Großeinkauf. Ansonsten aber blieben Vater und Mutter weitgehend sich selbst überlassen.

Das wollten sie auch so. Jedenfalls beteuerten sie das immer wieder gegenüber ihren Kinder: Nein, sie wollten niemandem zur Last fallen, und ganz besonders wollten sie ihre Unabhängigkeit nicht aufgeben. Der Sohn erinnerte sich noch lebhaft an den familiären Aufruhr, den er vor ein paar Jahren verursacht hatte, als er vorschlug, man solle jetzt dringend Hilfe ins Haus holen, man habe doch Platz genug, es gebe sogar ein überzähliges Zimmer im Souterrain. Um Himmels willen, schallte es zurück, eine fremde Person im Haus, das sei nun wirklich das Allerletzte, was man sich vorstellen könne, nein, nie, niemals. Und die Eltern fügten in

einer paradoxen Wendung hinzu, gerade auf ihre alten Tage
könne man doch von ihnen nicht verlangen, dass sie zu so
gravierenden Änderungen des Lebens bereit seien.

Ähnlich ging es, als der Sohn den Vorschlag machte, im
Haus einige Umbauten vorzunehmen. Das elende Schleppen des Vaters von der ersten Etage ins Erdgeschoss, vom
Erdgeschoss in die erste Etage, zweimal am Tag und manchmal gar dreimal, müsse nun endlich aufhören. Der Mutter
sei das nicht mehr zuzumuten, die Sturzgefahr für den Vater
viel zu groß. Man könne den etwas üppig geratenen Wohn-
raum doch ohne größeren Aufwand verkleinern und dem
Vater im Parterre ein Schlafzimmer einrichten, ein zusätz-
liches Bad sei auch ohne Mühe einzubauen, man habe es
dann doch erheblich bequemer, alles auf einer Ebene, alles
in Reichweite sozusagen.

Aber auch hier erntete der Sohn helle Empörung. Man
habe, hieß es, die Arbeit eines ganzen Lebens in dieses Haus
gesteckt, es mühsam abbezahlt und schuldenfrei gemacht,
ein Schmuckstück sei dieses Haus geworden, ein Stolz
des Architektenvaters, der Ruhesitz ihres Alters. Und nun
komme der Herr Sohn und wolle mit absurden Umbauten
diesen Stolz verschandeln und zerstören. Ganz abgesehen
davon, was das kosten würde. Ob der Sohn die Eltern denn
in den Ruin treiben wolle? Nein, ein Umbau komme nicht
in Frage und, damit er's gleich wisse, ein Treppenlift auch
nicht.

Ganz ähnlich und mit dem gleichen Grad hoher Erregung
endete die Debatte um den Rollstuhl. Auch hier hatten die
Kinder Vorschläge gemacht: Man müsse dringend ein sol-
ches Gefährt anschaffen, es eröffne wunderbare Möglichkeiten. Endlich könnte der Vater wieder hinaus auf die
Straßen gelangen, und wenn die Mutter zu schwach sei, ihn

zu schieben, so könne man gegen geringes Geld jemanden anstellen, um den Vater auszufahren, einen Studenten oder eine Studentin vielleicht. Die Schwester erbot sich zudem, den Vater mit Auto und Rollstuhl gelegentlich ins Umland zu fahren, kleine Ausflüge, als Abwehr gegen die Eintönigkeit des Alltags. Der Vater hingegen wehrte sich radikal. Er wolle das nicht, wolle sich nicht im Rollstuhl zeigen, die Zeiten der Ausflüge seien ein für alle Mal vorüber. Ein kranker, alter Mann gehöre nicht auf die Straße, sondern ins Haus. Punktum.

Der Sohn hatte nicht insistiert, nicht in der Rollstuhl-Frage, nicht bei den Umbauten und auch nicht beim Thema Haushaltshilfe. Er wählte den bequemen Weg: Die Eltern wollten sich ja nicht helfen lassen, was sollte er sich also Vorwürfe machen, wenn die Mutter sich abrackerte und der Vater immer weiter abbaute. Es ging ja irgendwie. Und genauer hinsehen – warum sollte er das, wenn es die Eltern selbst nicht wollten?

Aus dieser kommoden Beruhigung wurde der Sohn immer wieder gerissen, wenn er mit den Eltern telefonierte, ein- oder zweimal die Woche. Es ging irgendwie? Es ging nicht. Er spürte es, er hörte es an den Zwischentönen. Es musste etwas geschehen. Aber dann gingen die Wochen ins Land und ein paar Hoffnungen auch, und wieder betrog sich der Sohn: Es geht ja irgendwie.

Dann kam jenes Weihnachtsfest. Der Sohn pflegte den Heiligabend mit seiner eigenen Familie zu verbringen, mit seiner Frau und den drei beinahe erwachsenen Kindern. Die Tochter war mit ihrem Mann und ihren beiden auch schon großen Söhnen zu den Schwiegereltern gefahren, ihren eigenen Eltern wollte sie dann am zweiten Feiertag die weihnachtliche Aufwartung machen. Also waren sie am 24. Dezember allein in ihrem Haus wie schon die Jahre zuvor, und niemand machte sich böse Gedanken. Und wie immer rief der Sohn am frühen Abend bei den Eltern an.

»Ich schaff's nicht«, sagte die Mutter am Telefon, »ich krieg ihn nicht runter.«

Sie meinte den Vater, und sie meinte die Treppe zum Wohnzimmer. Die verfluchte Treppe.

»Ich krieg ihn nicht runter«, und dabei weinte sie, was sie sonst am Telefon nie tat.

Der Zustand des Vaters hatte sich offenbar gerade an diesem Tag enorm verschlechtert, er konnte sich nicht auf die Beine stellen, auch wenn er gestützt wurde, knickte immer wieder ein, sosehr die Mutter auch ihre schwachen Kräfte bemühte. So konnte also die übliche mühsame und langwierige Prozedur des Treppensteigens gar nicht erst beginnen. Immer wieder hatten sie es versucht, vergeblich. Dabei hatte die Mutter das Wohnzimmer doch weihnachtlich geschmückt, mit Tannenzweigen und Kerzen, selbst die geschnitzten Holzfiguren der Krippe hatte sie aufgestellt, die die Eltern vor Jahrzehnten auf einer Reise in Österreich gekauft hatten. Es sollte ein festlicher Abend werden, auch wenn sie nur zu zweit waren, die alten Eltern. Und nun das. Der Vater in seinem Schlafzimmer, unbeweglich, und die Mutter auf einem Stuhl vor dem Bett. Was für ein Fest.

Als der Sohn hörte, wie seine Mutter weinte, stieg ihm etwas in den Hals, das sich wie ein dicker, dicker Kloß anfühlte, er meinte, kaum mehr Luft zu bekommen, und er wusste, dass er etwas falsch gemacht hatte. Wie konnte er die Eltern allein lassen, sie einer so erbärmlichen Situation aussetzen, einer hilflosen Ohnmacht? Und das an Heiligabend.

Nein, widersprach es da in ihm, wer hätte das denn ahnen

sollen? Der tägliche Transport des Vaters über die Treppe, der hatte doch immer funktioniert, wie mühselig es auch immer gewesen sein mochte. Da konnte der Sohn doch nicht bereitstehen für den Fall der Fälle. Es gab schließlich auch seine Frau und seine Kinder, um die er sich zu kümmern hatte. Nein, widersprach es da noch einmal in ihm, er hätte etwas tun müssen, vorher schon, sicherheitshalber. Jemanden organisieren, der in der Not helfen konnte, einen Nachbarn eventuell. Ja, das mit dem Nachbarn war eine gute Idee. Das ließe sich vielleicht sogar jetzt noch bewerkstelligen. Und der Sohn beschwor am Telefon die Mutter, sie möge doch umgehend im Haus nebenan anrufen, der Nachbar sei doch gewiss bereit, dem Vater die Treppe hinabzuhelfen, gerade an Weihnachten, im Übrigen sei der doch ein kräftiger Mann. Die Mutter versprach es, und der Sohn bekam den dicken Kloß im Hals trotzdem nicht weg.

Eine Stunde später telefonierte er erneut. Ja, sagte die Mutter, das sei wirklich eine gute Idee gewesen, der Nachbar habe sich sehr hilfsbereit gezeigt. Unverzüglich sei er gekommen, und mit vereinter Kraft habe man dann doch den Vater-Transport geschafft. Etwas später am Abend werde der Nachbar erneut vorbeischauen, um auch beim Rückweg ins Schlafzimmer zu helfen. Jetzt jedenfalls sitze sie mit dem Vater ganz froh und weihnachtlich im Wohnzimmer zusammen. Sie habe eine Flasche Rotwein aufgemacht.

In diesem Augenblick empfand der Sohn ein geradezu zärtliches Gefühl für das Elternpaar. Er sah die beiden im geschmückten Wohnzimmer sitzen, er wusste, sie würden nicht viel miteinander reden, aber vielleicht würden sie sich an den Händen halten. Und er beschloss, dass dies das letzte Weihnachtsfest gewesen sein sollte, an dem er die beiden allein ließ. Er würde nächstes Jahr da sein und einen Christ-

baum aufstellen und ihn nur mit silbernen Kugeln schmücken, so, wie es die Eltern früher getan hatten, als er ein Kind
war. Und er würde für sie kochen, ein Festtagsmenü mit vier
Gängen. So würde er das machen, nächstes Weihnachten
und all die folgenden.

Es gab kein nächstes Weihnachten. Nicht für die Mutter.
Es war April, und sie war gestorben, sie lag oben im ersten
Stock. Der Sohn wusste, dass er nun das Bestattungsunter-
nehmen anzurufen hatte, dass nun alles den Gang gehen
würde, der in solchen Fällen mit einer unerschütterlichen
Automatik einsetzt.

Der Tag X – jetzt war er da. Er hatte in den vergangenen
Monaten wie eine finstere Drohung vor den Augen des
Sohns gestanden. Und er war immer näher gekommen. Der
Einsturz dieses zerbrechlichen Systems, das das Überleben
der letzten Jahre gesichert hatte. Und der Sohn hatte keinen
Weg gefunden, wie er dieser Drohung begegnen sollte. Er
hatte gesehen, was auf ihn zu kam, und er hatte hilflos auf
den Zusammenbruch gewartet. Monat für Monat, Woche
um Woche.

Jetzt war der Tag gekommen. Er hatte es gewusst.

Nur eines wusste der Sohn nicht: Wohin mit Vater?

Zweites Kapitel

Das Verschwinden der Enkel

Es war Abend geworden. Zuvor hatten der Sohn und die Tochter das Bestattungsunternehmen angerufen, hatten den Text für die Todesanzeige formuliert, hatten zahllose Telefongespräche geführt, den ambulanten Pflegedienst alarmiert, den die Mutter gelegentlich in Anspruch genommen hatte: Man möge in den nächsten Tagen bitte wieder kommen, morgens und abends, nein, besser dreimal am Tag.

Der Vater blieb unterdessen stumm in seinem Sessel sitzen, manchmal, so hatte es den Anschein, nickte er kurz ein, aber das waren nur Momente, er weinte immer noch nicht, und das änderte sich auch nicht, als es klingelte und die Leute vom Bestattungsunternehmen in den ersten Stock stiegen, um die Mutter abzuholen. Der Vater saß regungslos, er wollte nichts zu essen und nichts zu trinken. Und er wollte auch erst dann zur Toilette geführt werden, als am Abend die Frau vom Pflegedienst kam. Dann brachten sie mit vereinten Kräften den Vater hinauf in sein Schlafzimmer, und der Sohn bewunderte die Mutter, die nun nicht mehr im Haus war, ein weiteres Mal: Wie sie es geschafft hatte, den Vater immer wieder hinauf- und hinabzuschleppen, Tag für Tag, Jahr für Jahr, auch, wenn es in den letzten Monaten nicht mehr so recht gegangen war. Und der Sohn war bei diesen Gedanken nicht so tränenlos wie der Vater.

»Was tun wir?«, fragte der Sohn, als es Abend geworden war.

»Wir bleiben«, sagte die Schwester.

»Natürlich bleiben wir.«

Also richteten sich die Geschwister notdürftige Schlafstellen, wünschten dem Vater eine gute Nacht, nachdem ihn die Frau vom Pflegedienst versorgt hatte, und setzten sich wieder ins Wohnzimmer. Es war noch früh am Abend.

»Was tun wir?«, fragte der Bruder noch einmal.

»Wir bleiben auch morgen«, sagte die Schwester.

»Natürlich«, sagte der Bruder. »Und was machen wir dann?«

Die Schwester wusste es nicht. Der Bruder wusste es auch nicht.

Die Schwester sagte: »Wir müssen ihn zu uns nehmen.«

Der Bruder sagte: »Wer?«

Im Wohnzimmer war nur das Ticken der Uhr zu hören, die auf dem schweren Eichenbuffet stand, das der Sohn sein ganzes Leben lang gehasst hatte, so plump war es ihm immer erschienen, so massig. Und nun kam von dort die einzige Bewegung in diesem Zimmer. Der Sekundenzeiger zuckte rhythmisch und beharrlich, die Geschwister waren wie erstarrt.

Sie waren auf nichts vorbereitet. Nicht im Geringsten.

Sie sprachen nicht miteinander, aber sie begannen nun, jeder für sich, rasende Gedanken zu denken, ungeordnete, unkontrollierbare, sich überstürzende. Und die Gedanken waren, wie sie später entdeckten, in diesem Moment fast identisch. Ich muss ihn zu mir nehmen, dachte die Tochter, ich muss ihn zu mir nehmen, dachte der Sohn. Ich muss das tun, jedes Kind muss das tun, es ist das Mindeste, was man seinen Eltern schuldig ist. Es ist ein Gesetz, ein ehernes Gesetz. Sie haben mich versorgt, als ich hilflos war, als ich klein war. Jetzt ist der Vater hilflos. Also muss ich jetzt die Fürsorge zurückgeben. Generationenvertrag nennt man das, Ge nerationengerechtigkeit. Es bleibt mir nichts anderes übrig. Der braucht mich jetzt, der Vater, er hat ja niemanden. Aber das geht doch nicht. Ich kann doch nicht, ich habe einen Beruf, ich habe eine eigene Familie. Wie soll ich das schaffen? Das ganze Leben auf den Kopf stellen? Alles verändern, alles, alles? Es ist doch auch mein Leben. Ich bin doch meiner Familie auch verantwortlich und mir gegenüber obendrein, nicht nur dem Vater. Ich habe mir dieses Leben nicht aufgebaut, um nun alles hinzuwerfen. Wie soll ich leben und wovon? Und meine Familie? Ich kann das nicht, nein, und das ist keine Ausrede, ich kann nicht, es muss doch einen anderen Weg geben, warum, verflucht, habe ich mir bloß früher keine Gedanken gemacht? Wie habe ich das so radikal verdrängen können? Und jetzt? Jetzt sitze ich da, was mache ich bloß? Ich kann mich doch nicht davonstehlen.

Und im Fall der Tochter kam noch hinzu: Wo soll denn der Vater hin bei mir? Die Wohnung ist jetzt schon viel zu klein, ich habe kein Zimmer für ihn. Und zu ihm ins Haus ziehen, nein, das will ich nicht, das kann ich nicht und das werde ich nicht, das kommt nicht in Frage, meine Familie würde da ganz bestimmt nicht mitkommen, die würden mich für verrückt erklären.

Und im Fall des Sohnes kam hinzu: Ich wohne 700 Kilometer von hier entfernt. Ich kann da nicht weg. Aber ich kann doch auch den Vater nicht aus dieser Stadt reißen, in der er sein ganzes Leben verbracht hat, in der er geheiratet hat und sein ganzes Berufsleben war, in der noch ein paar Freunde leben, zwei oder drei wenigstens. Nein, er würde sterben vor Heimweh.

So dachten die Geschwister, und nachdem sie lange über diesen Gedanken gebrütet hatten, wagten sie es, sie sich gegenseitig zu beichten. Es ging stockend zunächst, zögernd, von einer Schamgrenze zur anderen tastend, und dann immer schneller und am Ende fast atemlos. Die Schwester zündete eine Zigarette nach der anderen an, ein schwerer Tabubruch in diesem Wohnzimmer, weil das Rauchen, solange die Geschwister denken konnten, hier streng verboten war. Aber in dieser Situation, bei diesem Geständnis des Unsagbaren galten keine Tabus mehr. Der Bruder hörte, was die Schwester zu sagen hatte, mit grenzenloser Erleichterung, und er dachte: So ist das schon immer gewesen, er und die Schwester, das war ein Paar, das sich aufeinander verlassen konnte. »Du hast sie vom ersten Tag an ins Herz geschlossen«, hatte seine Mutter ihm immer erzählt. Und die sechs Jahre jüngere Schwester blickte als Kind zum großen Bruder auf, er konnte sich noch gut daran erinnern. Und jetzt saßen sie da, und er sah seiner Schwester zu, wie sie ihre langen, blonden Haare schüttelte, in denen er die ersten grauen Strähnen entdeckte, wie sie den verbotenen Zigarettenrauch ins Wohnzimmer blies, erwachsen und groß geworden saßen sie da, gefasst und außer sich zugleich, und der Bruder dachte, es ist wie früher, es gibt dieses Vertrauen, es ist nicht zu erschüttern, wir stehen das durch.

Und so schienen auch nach der ersten Unsicherheit – was wird der andere, was wird die andere denken, fordern, von mir verlangen? – alle Dämme gebrochen, die Geschwister bekannten ihre Ohnmacht, und je verzweifelter das Gespräch wurde, desto vertrauter wurde es auch. Und sie gestanden sich, dass sie sich nicht imstande sahen, den ungeschriebenen Vertrag der Generationen einzuhalten, dass sie im Begriff waren, ihn zu brechen, und wieder war dieses Gefühl da, aus Scham und Schuld und schlechtem Gewissen, es war stärker als jemals zuvor. Der Vater lag oben in seinem Bett, heute war seine Frau gestorben, er würde kaum schlafen in dieser Nacht, obwohl er um eine Tablette gebeten hatte. Die Kinder saßen unten im Wohnzimmer und beschlossen einen Vertragsbruch.

Konnte es schlimmer kommen? Weit und breit schien niemand da zu sein, den der Bruder und die Schwester um Rat fragen konnten. Schließlich waren jetzt sie die Erwachsenen. Sie waren es, die Entscheidungen zu treffen hatten. Und sie fühlten sich von Gott und der Welt verlassen und unendlich einsam.

Selten ist ein Gefühl so falsch gewesen. Was den Geschwistern an diesem Apriltag widerfuhr, ist mittlerweile fast ein Normalfall.

Die Entwicklungen der vergangenen Jahrzehnte und dabei vor allem die explosiven Veränderungen der Demographie haben eine Situation geschaffen, in der Väter und Söhne, Mütter und Töchter immer öfter, inzwischen sogar mit einer gewissen Regelmäßigkeit in diese fatale Ungewissheit geraten: Wie sollen die Alten leben, wenn sie krank, gebrechlich, behindert werden? Wie sollen die Jungen leben, wenn sie berufstätig sind, eine eigene Familie gegründet haben oder gar weit entfernt vom Ort ihrer Eltern wohnen? Wer pflegt die Alten dann? Es sind Fragen voller Wucht, weil sie an die Existenz gehen. An die Existenz der Alten und der Jungen (die dann normalerweise auch nicht mehr wirklich jung sind; der Fall tritt meist ein, wenn auch sie schon die Fünfzig überschritten haben). Es sind Fragen, die sich mit jedem Jahr mehr Menschen stellen müssen. Sie gehen alle an. Und fast alle sind nicht vorbereitet, wissen keine Antwort darauf. Was tun, wenn die Eltern Pflegefälle werden – das ist die neue soziale Frage. Wohin mit Vater? Wohin mit Mutter?

Weil sich diese Frage allen stellen kann und fast allen stellt, haben die Personen in dieser Geschichte keine Namen. Der Vater, die Tochter, der Sohn – sie können alle sein. Auch die Städte dieser Geschichte haben keine Namen. Sie sind überall.

Es ist noch gar nicht lange her, da war die Antwort auf diese Frage meist eine Selbstverständlichkeit. Natürlich fand Pflege in der Familie statt, auch wenn die Erzählungen von der Großfamilie, in der die Alten stets ihren warmen Platz am Ofen hatten, eher verklärende Legenden sind. Aber fast immer fand sich doch irgendjemand, der die Aufgabe übernahm, zumeist waren es die Frauen der Familie, die Ehefrau, die Tochter, die Tante, die Enkeltochter. Es wurde geregelt, weil es geregelt werden konnte: Die Mitglieder der Familie lebten nicht selten am gleichen Ort, und die Familien waren groß. Die Zahl der Pflegefälle hingegen war klein: Häufig starb man, ehe man einer wurde.

Das alles hat sich gründlich geändert. Vor unseren Augen findet eine Umwälzung statt, deren Ausmaß und deren Folgen man gar nicht dramatisch genug beschreiben kann. Es ist die rapide Alterung der Gesellschaft, eine soziale Vergreisung, von der der Ethnologe Claude Lévi-Strauss gesagt hat: »Im Vergleich zur demographischen Katastrophe ist der Zusammenbruch des Kommunismus unwichtig.« In wenigen Jahren schon werden wir die Welt von heute (oder zumindest das alte Europa) nicht wiedererkennen, und niemand weiß, wie die sozialen Systeme diese Alterung aushalten können, die Rentenkassen, die Krankenversicherung, die Pflegeversicherung. Aber die Folgen werden nicht nur ökonomischer Natur sein, es wird eine völlig neue Art und Weise des Zusammenlebens, eine ganz andere Kultur entstehen. Alte und Junge haben verschiedene Bedürfnisse. Es wird deshalb Konflikte geben, Interessen der Alten contra Interessen der

Jungen. Es steht etwas Unerhörtes bevor, und nichts und niemand kann diesen Prozess der Alterung stoppen.

Die Vorzeichen sind heute schon zu sehen. Das Thema Alter hat eine Aufmerksamkeit wie noch nie bekommen, Talkshows und Magazine widmen sich ihm, Ratgeberliteratur schießt ins Kraut, martialische Schlagworte purzeln uns fast täglich aus den Zeitungen entgegen: Altersbeben, Krieg der Generationen, Altersklassenkampf, graue Dämmerung. »F.A.Z.«-Herausgeber Frank Schirrmacher, dem das Verdienst gebührt, mit seinem Buch »Das Methusalem-Komplott« zwar nicht als Erster, aber am vehementesten Alarm geschlagen zu haben, sieht die Zukunft in den düsteren Farben der Apokalypse: Landstriche leeren sich, die Zivilisation weicht, die Wölfe kehren zurück. Ein neues Mittelalter steht bevor.

Man muss nicht jedem Überschwang folgen – die Zahlen lassen gleichwohl keinen Zweifel. Schon heute, so stand es im Altenbericht 2002 der Bundesregierung zu lesen, steht Deutschland beim Durchschnittsalter nach Japan, Italien und der Schweiz auf dem vierten Platz in der Welt. An der dritten Stelle steht das Land sogar, wenn man den Anteil der Bevölkerung ab sechzig Jahren misst. Hier sind die Italiener vor den Griechen Weltmeister.

So ist es schon heute. 2050 wird es radikal anders aussehen. Etwa 30 Prozent der deutschen Bevölkerung werden dann 65 Jahre alt sein. Die durchschnittliche Lebenserwartung, die in früheren Jahrhunderten meist bei 40 bis 45 Jahren lag, wird dann laut Statistischem Bundesamt für Frauen bei 84,5, für Männer bei 80,5 Jahren liegen. Und das ist eine vorsichtige Schätzung. Das Rostocker Max-Planck-Institut für Demographie vermutet einen noch dramatischeren Verlauf: »Setzt sich der Trend fort, könnte die Lebenserwartung stärker steigen, als es die offiziellen Prognosen erwarten lassen.« Im Jahr 2050 könnte sie nach Rostocker Berechnungen schon über 90 Jahre liegen. Ja, es gibt Experten, die für 2050 mit einer Lebenserwartung für Frauen von über 100 Jahren kalkulieren.

Und das sind, wohlgemerkt, nur Durchschnittswerte. In der Spitze sieht das noch eindrucksvoller aus: Am Anfang des 20. Jahrhunderts bestand für 12 Prozent der Frauen die Chance, 80 Jahre alt zu werden. Am Ende waren es 60 Prozent. 90 Jahre zu werden war nur einem Prozent der Frauen vergönnt (und nur 0,5 Prozent der Männer), 100 Jahre später sind es 20 Prozent. Und die Zahlen werden exponentiell weiter steigen. 80- und 90-Jährige werden den am schnellsten wachsenden Teil der Bevölkerung stellen. 3,8 Prozent der Deutschen sind heute älter als 80 Jahre. 2050 werden es 11,3 Prozent sein. Und noch eine Zahl, die zeigt, wie groß die Veränderung schon heute ist: 1965 lebten in Deutschland 8095 Menschen, die älter als 95 waren. Im Jahr 2000 waren es ungefähr 114 000. Das ist eine Explosion.

All das sind übrigens keine wilden Spekulationen oder kühne Hochrechnungen auf dürftiger Basis. Demographie ist nicht Demoskopie. Die Prognosen der Bevölkerungswissenschaftler haben sich bisher immer als äußerst zuverlässig erwiesen. Es müsste schon einen verheerenden Krieg geben, damit ihre Zahlen durcheinandergerieten. Schon 1960 gab es die ersten Stimmen, die auf eine zukünftige Überalterung hinwiesen. Sie wurden nicht gehört. Erst seit den neunziger Jahren wird das Problem ernster genommen. Die Bundesregierung richtete eine Enquete-Kommission »Demographischer Wandel« ein, die 1994 ihren ersten und 1998 ihren zweiten Bericht vorlegte.

Eins weiß freilich auch die Demographie nicht: Welche Fortschritte wird die Medizin in den kommenden Jahren und Jahrzehnten machen? Sollte es einen Durchbruch im Kampf gegen Krebs oder gegen Herz-Kreislauf-Erkrankungen geben, könnte das die Prognosen deutlich verändern. Auch weiß niemand, welche neuen Überraschungen die Ersatzteil-Medizin bereithält. Hüft- und Kniegelenke, Herz und Nieren, Lunge und Leber – was noch wird in Zukunft austauschbar sein und das Ende des Lebens weiter hinausschieben? Ebenso wenig weiß man darüber, wie sich das in den vergangenen Jahrzehnten enorm gewachsene Gesundheitsbewusstsein auswirken wird, die Ächtung des Rauchens, die zunehmende Zahl von Menschen, die in Fitnessstudios Sport treiben, die bewusstere Ernährung. Möglich – und gar nicht unwahrscheinlich –, dass all das noch einmal drastische Folgen für das Lebensalter künftiger Generationen haben wird. »Eine Obergrenze der Lebenserwartung ist nicht in Sicht«, sagt das Statistische Bundesamt.

Immer älter heißt auch: immer länger alt. Die Phase des Alters, die wir gewohnheitsmäßig mit dem Ende der Erwerbsarbeit, mit dem (momentan noch gültigen) 66. Lebensjahr beginnen lassen, wird zu einem erheblich längeren Zeitraum des Lebens. Wer in Rente geht, hat noch ein Viertel seines Lebens vor sich, nicht selten sogar noch ein Drittel. Und das ist eine Zeit, die – im Gegensatz zu früheren Jahren – durchaus auch den Freuden und Genüssen vorbehalten sein kann. Das Bild des Alters beginnt sich grundsätzlich zu wandeln. Alt werden, ohne wirklich zu altern, das war schon immer ein Menschheitstraum. Die Weisheit des Alters zu erfahren und die Jugendlichkeit des Körpers zu behalten – was für eine Utopie. Nun löst sich dieser Widerspruch mehr und mehr auf, die Gesellschaft des 21. Jahrhunderts scheint in einen Jungbrunnen gefallen zu sein, alles ist plötzlich möglich, die Greise heißen längst nicht mehr so, und sie benehmen sich auch anders. In jedes Umfrage-Mikrophon sagen sie, wie jung sie sich fühlen, und natürlich sehen sie nach eigener Auffassung mindestens zehn Jahre jünger aus, als sie sind. Sportliche Senioren bevölkern den Timmendorfer Strand ebenso wie die Strände von Mallorca.

Ganz andere Begriffe machen jetzt die Runde: Gewonnene Jahre heißt es jetzt, späte Freiheit. Die Werbung hat sie schon lange entdeckt, die rüstigen Alten, eine potente Käuferschicht, reich geworden im Wirtschaftswunderland, und die Rente ist (jedenfalls für sie) noch relativ sicher. Freizeit, Reisen, Konsum: »Woopies« werden sie genannt (»Well-Off Older Persons«, wohlhabende ältere Menschen), Generation Genießer. Da ist die Wirtschaft auch gerne mit von der Partie. »Silver Economy« heißt das Stichwort, Produkte und Dienstleistungen speziell für die »Best Ager«. Die Gesellschaft für Gerontotechnik in Iserlohn vergibt für seniorengerechte Hilfsmittel und Geräte ein Gütesiegel: »GGT-geprüft«. Der Markt boomt. Beim jährlichen Deutschen Seniorentag kann man die neue Seniorenherrlichkeit besichtigen. 2006 in Köln platzte er schier aus allen Nähten, so heftig war der Andrang. Selbst das Wort »Senioren« beginnt mittlerweile allzu alt zu klingen, wird ersetzt durch das schmeichelnde »Medioren« und suggeriert damit: von wegen alt – es sind doch erst die mittleren Jahre. Das Fernsehen entdeckt die »Generation 65+« als Stoff für Serien (»Suche Familie!«) oder für die große Reportage »Die Super-Senioren – Wenn Rentner nicht zu bremsen sind«.

Die Alten sind jung wie nie, sie lassen sich auf ihre späten Tage in kommunale Parlamente wählen, sie engagieren sich in Ehrenämtern, sie entdecken lange verschüttete künstlerische Adern, vererben Milliardenbeträge und erwirtschaften weitere virtuelle Milliarden mit ihren freiwilligen unbezahlten Tätigkeiten als Pflegerinnen und Pfleger, als Kinderbetreuerinnen und -betreuer, als Organisatoren in Vereinen, Kirchen und anderen Institutionen. Sie sind modern, aktiv, gut gelaunt, selbstbewusst, und manchmal hören sie dieselbe Musik wie ihre Enkel. Und sie sind viele. Sehr viele.

Ein Alter scheint sich da zu etablieren, das so ganz anders ist als das der früheren Zeiten. Schon scheinen die Ziele fast erreicht, die Frank Schirrmacher im »Methusalem-Komplott« gesetzt hat. Mit Furor rennt er an gegen den Altersrassismus, gegen die Diskriminierung, die aus den Älteren Missmutige, Verdrossene, Schwerfällige, Langsame, Depressive, Beschränkte, Eigensinnige macht: »Man beraubt sie des Selbstbewusstseins und der Lust am Leben.« Und Schirrmacher fordert sie auf, sich das nicht gefallen zu lassen, fordert nichts weniger als eine Revolution, »vergleichbar mit den großen Befreiungsbewegungen der Vergangenheit«, ein »Methusalem-Komplott« eben. Denn zum ersten Mal in der Menschheitsgeschichte ist die Zahl der Alten größer als die der Jungen.

Ein Umbruch wird markiert, ein tiefgreifender Wandel. Ist der Jugendwahn des ausgehenden zwanzigsten Jahrhunderts endgültig zu den Akten gelegt? Beginnt jetzt der Altenwahn?

Es ist noch nicht so weit. Aber festzustellen ist: Die Alten in Deutschland spielen eine erheblich größere Rolle, als Alte jemals spielten. Zahlenmäßig, ökonomisch, in ihrer Präsenz in der Öffentlichkeit.

Und in der allgemeinen Wertschätzung allmählich auch. Nicht, dass das nicht auch früher gelegentlich so gewesen wäre. Thomas Mann hat sich vor dem Alter verneigt (»es ist ein natürlicher Adel«), schon in der Antike sangen Cicero

(»der alte Mann ist von Natur aus Philosoph«) und Seneca (»das Alter ist eine erlesene Zeit des Lebens«) das Hohelied auf die Geronten. Zu gerontophilen Fehlschlüssen dürfen solche Äußerungen indessen nicht verleiten. Dass zu grauen Vorzeiten die Alten geachtete Alte waren, ist wohl eher eine Verklärung neuerer Tage, auch wenn »Senat« von »senex«, dem lateinischen Wort für Greis, kommt. Zu allen Zeiten ist bezeugt, dass der Alte und vor allem die Alte wenig galten, dass die Jungen sie als Klotz am Bein empfanden und insgeheim (und oft auch gar nicht geheim) wünschten, sie möchten doch recht bald das Zeitliche segnen. Ja, sogar von Gewalt gegen Alte ist durch alle Jahrhunderte immer wieder die Rede, von Plato bis zu den Gebrüdern Grimm gibt es Zeugnisse davon. Im 18. Jahrhundert hingen an den Toren einiger brandenburgischer Städte große Holzkeulen mit der Inschrift: »Wer sich vom Brot seiner Kinder abhängig macht und Not leidet, soll mit dieser Keule erschlagen werden.« Dass die Alten gemütlich im Haus der Jungen den Lebensabend verbrachten, ist nur selten wahr gewesen.

Die Realität wird anders ausgesehen haben. Und dass Volkes Mund immer für ein wenig Wahrheit gut ist, bezeugt dieser Spruch:

10 Jahr ein Kind,
20 Jahr ein Jüngling,
30 Jahr ein Mann,
40 Jahr stille stahn,
50 Jahr geht Alter an,
60 Jahr ist wohlgetan,
70 Jahr ein Greis,
80 Jahr schneeweiß,
90 Jahr der Kinder Spott,
100 Jahr gnad' dir Gott.

Wenig davon ist heute mehr wahr. Die Alten haben das Alter als die schönste Zeit des Lebens entdeckt, das Reich der Freiheit als Lohn des Lebens: Kein Wecker klingelt mehr morgens zu nachtschlafender Zeit, kein Chef schikaniert, kein Arbeitskollege mobbt, keine Stechuhr tickt, kein Termin drängt. Und die Kinder sind auch längst aus dem Haus und mit ihnen das Diktat der Ferienzeiten. Jetzt ist das ganze Leben eine Freizeit. So viel Selbstbestimmung war nie. Und schon beginnen die letzten, allerletzten Tabus zu fallen: Sexualität im Alter ist nicht mehr eine einzige Peinlichkeit wie vor wenigen Jahren noch, die einem die Schamröte ins Gesicht treiben musste. Jetzt packen Rentner in Zeitschriften und Magazinen intime Geheimnisse aus, im Fernsehen war Christiane Hörbiger (zur Zeit der Sendung 67) in einer Sexszene zu sehen, die an Deutlichkeit nichts zu wünschen übrig ließ. Die gesamte deutsche Presse berichtete ausführlich über den Tabubruch, der »Bild«-Zeitung war er ein tagelanges Überschnappen in Wort und Bild wert. Eine andere Boulevard-Zeitung zeigte den 75-jährigen Mario Adorf am Strand neben seiner wenig bekleideten Ehefrau und titelte: »Sex kennt kein Alter«. Der Fernsehsender »Arte« widmete »Sex im Alter« gar einen kompletten Themenabend.

Dem Vater in dieser Geschichte, dem 86-Jährigen mit den schwankenden Beinen, müssen alle diese Berichte von den Freuden und Genüssen des Alters nicht wenig seltsam vorgekommen sein, wenn er sie denn wahrnahm. Er selbst jedenfalls hatte von dieser neuen Freiheit kaum etwas erfahren. Das lag daran, dass er mit 65 keineswegs wie die Meisten anderen in Rente gegangen war. »Es reicht nicht«, hatte er immer gesagt, »ich muss weitermachen.« Was nicht ganz falsch war, tatsächlich hatte sein Architekturbüro in manchen Zeiten nicht sonderlich viel abgeworfen, seine

Rentenansprüche waren bescheiden. Also arbeitete er und arbeitete, bis er sein 75. Lebensjahr erreicht hatte und mehr als müde war. Als er sich dann endlich die Freiheit des Alters gönnte, war das Vergnügen von kurzer Dauer. Gerade sechs Jahre währte es, bis ihn die verhängnisvolle Krankheit packte. Kein untypischer Lebenslauf für eine Generation, die das Ethos des Wirtschaftswunders gelehrt hatte: Arbeite was, dann biste was. Eine Generation übrigens, der auch schon die Jugend gestohlen worden war. Die hatte sie im Krieg und in der Gefangenschaft gelassen.

So war der Vater unter Umgehung der Freuden direkt in die Katastrophe des Alters gelangt, in jene Phase des Lebens, die Hochaltrigkeit heißt und die man mittlerweile das »vierte Alter« nennt. Denn die geläufige Aufteilung des Lebens in drei Stufen – Kindheit und Jugend, Erwerbszeit, Alter – ist durch die Verlängerung der Lebenszeit nicht mehr recht brauchbar. Das Alter, sagt man heute, ist ein doppeltes geworden: erst das Glück des Alters ab 65 etwa, die schmerz- und krankheitsfreie Zeit, dann das Leid des Alters, statistisch etwa ab dem achtzigsten Lebensjahr, die Zeit des erhöhten Sterberisikos, die Phase des gefährdeten Lebens.

Denn die Verheißung des längeren Lebens ist auch eine Verheißung des Leidens, das eine bedingt das andere. Die Verlängerung des Alters führt trotz aller Fortschritte der Medizin dazu, dass mehr Jahre in der Nähe des Todes zugebracht werden, oft in Schmerzen und Krankheit, als das jemals früher der Fall war. Eine Entwicklung, die sich in eindrucksvollen Zahlen fassen lässt: Bis zum sechzigsten Lebensjahr liegt das Risiko, zum Pflegefall zu werden, unter einem Prozent. Auch bis zum siebzigsten Geburtstag ist die Gefahr nicht nennenswert, Berechnungen des Deutschen Instituts für Wirtschaftsforschung siedeln sie bei

2,1 Prozent an. Dann aber, mit dem Beginn der Hochaltrigkeit, steigen die Zahlen sprunghaft. Zwischen 80 und 85 sind schon 20 Prozent pflegebedürftig, zwischen 85 und 90 sind es 33 Prozent, und bei den über 90-Jährigen liegt die Zahl der Pflegefälle bei 58 Prozent. Geradezu extrem sind die Steigerungsraten bei Alzheimer und anderen Demenzerkrankungen.

Da nun aber immer mehr Menschen ein biblisches Alter erreichen, erhöht sich natürlich auch die Gesamtzahl der Pflegebedürftigen enorm. Im Jahr 1995, als der damalige Sozialminister Norbert Blüm sein »Jahrhundertwerk«, die Pflegeversicherung, aus der Taufe hob, erwartete er, dass die Zahl der Pflegebedürftigen bis zum Jahr 2015, innerhalb von 20 Jahren also, auf 1,9 Millionen Menschen steigen würde. Er irrte sich gewaltig. Tatsächlich war diese Zahl schon nach sieben Jahren, 2002, erreicht. 2004 war dann die Zwei-Millionen-Grenze überschritten. Und die Prognosen sind erschreckend. 2010: 2,4 Millionen. 2020: 2,9 Millionen. Für das Jahr 2050 schwanken die Voraussagen zwischen 3,7 und 4,7 Millionen. Das ist, um einen Mittelwert zu nehmen, eine Zunahme der Pflegebedürftigkeit um etwa 100 Prozent.

Was das bedeuten wird, nicht nur in finanzieller Hinsicht, lässt sich noch kaum erahnen. Die Ausnahme Pflegefall wird zur Regel. Im neuesten Altenbericht der Bundesregierung heißt es, erstmals in der Geschichte sei Pflege »zu einem erwartbaren Regelfall des Familienzyklus geworden«.

Hinzu kommt, dass die Jahre der Pflege – im Durchschnitt sind es 8,2 – oft Jahre der Düsternis sind. Das Leiden an der Krankheit, die ans Pflegebett fesselt, ist ja nur das eine. Das andere ist in den meisten Fällen große Einsamkeit. Denn die meisten Menschen haben in diesem Alter den Tod des

Ehemanns oder der Ehefrau zu verkraften. Sind im normalen Leben gut 16 Prozent der Bevölkerung in Deutschland alleinstehend, so sind es bei den über 85-Jährigen 75 Prozent. Meist bleiben, da sie länger leben, die Frauen übrig. Die Belegschaften in den Pflegeheimen bestätigen das: 80 Prozent davon sind Frauen. Das Alter ist – statistisch gesehen – weiblich und einsam. Feminisierung und Singularisierung heißt das im Soziologendeutsch. Jeder Sechste leidet im Alter unter Depressionen.

Dass das Alter so einsam ist, hat auch mit einem Aspekt der gesellschaftlichen Alterung zu tun, von dem bisher noch gar nicht die Rede war. Denn es gibt eine doppelte Alterung: Neben der »Alterung von oben« – die Menschen werden immer älter – spricht man von der »Alterung von unten«: Es werden immer weniger Kinder geboren. Erst diese doppelte Alterung macht die demographische Entwicklung so katastrophal. Die Alterspyramide ist keine Pyramide mehr, sondern wird zu einem unförmigen, aufgedunsenen Gebilde, wächst an der Spitze in die Breite und wird am Fuß so schlank, dass man fürchten muss, sie könnte kippen.

Deutschland schrumpft. Um 200 000 Menschen jedes Jahr. In fünf Jahren um eine Millionenstadt. Und die Geschwindigkeit wird zunehmen. Bis zum Jahr 2050 wird die deutsche Bevölkerung um mindestens zwölf Millionen abnehmen, manche sehen das große Schrumpfen bei 17 Millionen, und ohne Zuwanderung von Ausländern käme man gar auf ein Minus von 23 Millionen. Die Hälfte der verbliebenen Einwohner wird dann über fünfzig sein.

Die Schrumpfung der Bevölkerung ist keineswegs ein speziell deutsches Phänomen. In keinem europäischen Land wird die Durchschnittszahl von 2,1 Kindern pro Frau erreicht, die vonnöten ist, damit die Bevölkerungszahl gleich bleibt. Irland kommt mit 1,9 Kindern dieser Ziffer noch am nächsten, Norwegen folgt mit 1,8. Eher am Ende der europäischen Skala liegt Deutschland mit 1,3 (und mit 1,1, in Ostdeutschland, das ist die niedrigste Geburtenrate der Welt). Schlusslicht in Europa sind mit 1,2 Kindern Italien, Spanien und einige osteuropäische Staaten.

Ganz Europa wird ein Altersheim. Und sieht mit Staunen nach Afrika und insbesondere in die arabische Welt, wo die Bevölkerungszahlen explodieren, wo die Jugend die Gesellschaft prägt wie nirgendwo anders. Eine palästinensische Frau etwa bekommt im Durchschnitt fünf Kinder. Besonders jugendliche Länder sind der Iran, Kuwait, Ägypten, Saudi-Arabien. Und in einigen Jahren werden Pakistan, der Irak, Afghanistan und Syrien zu den besonders jungen Nationen gehören. Der heute schon so viel beschworene »Clash of Civilizations«, der Zusammenprall der westlichen und der islamischen Kultur, könnte eine ganz neue Dimension gewinnen.

Immer mehr Alte in Deutschland, immer weniger Nachkommende. Die Generation der geburtenstarken Jahrgänge (bis 1965) wird in ihren Rollstühlen sitzen – aber wer ist dann noch da, sie zu schieben? Der Alterung der Gesellschaft folgt eine in der Geschichte beispiellose Vereinzelung. Denn die Familienstrukturen verändern sich radikal. Wenn weniger Kinder geboren werden, dann heißt das auch, dass es immer weniger Gleichaltrige gibt, weniger Geschwister, weniger Cousinen und Cousins. Dafür aber leben mehr Generationen gleichzeitig, Urgroßeltern werden eines gar nicht mehr fernen Tages so selbstverständlich sein wie Großeltern heute. Aber dafür sind die Enkel fast verschwunden. Und die Urenkel. Die Verwandtschaftsstruktur wird vertikal sein, nicht mehr horizontal.

Der Sohn in dieser Geschichte hätte in einigen Jahr-zehnten wahrscheinlich keine Schwester gehabt, keine Vertrauensperson, mit der er alles besprechen hätte können. Eine Gesellschaft von Einzelkindern reift heran, die all die Existenzentscheidungen allein treffen müssen, wenn Vater oder Mutter zu Pflegefällen werden.

Es gibt neben der Alterung der Gesellschaft und der daraus folgenden Zunahme der Pflegebedürftigkeit noch eine weitere Entwicklung, die das Thema Pflege zu einem so unendlich schwierigen und für manch einen schier unlösbaren Problem macht. Es ist die wachsende Mobilität der Menschen. Beweglichkeit, Flexibilität sind gerade zu Zeiten der Massenarbeitslosigkeit zum ersten Gebot geworden. Wer im Nest hocken bleibt, ist selbst an seinem Schicksal schuld, heißt es. Alte Bindungen abbrechen, zu neuen Zielen aufbrechen, das sind die Parolen; die Arbeit kommt nicht zu einem, man muss selbst zur Arbeit gehen.

Besonders in den neuen Bundesländern haben diese Parolen viel Gehör gefunden, die Menschen im Osten sind in Scharen gen Westen aufgebrochen. Völkerwanderung wäre dafür ein viel zu gemütliches Wort, wenn man die Geschwindigkeit dieser Bewegung bedenkt. Es handelt sich eher um eine Art von Flucht. Jedenfalls legen das die Zahlen nahe: 1989 lebten auf dem Gebiet der ehemaligen DDR (ohne den Sonderfall Berlin) 15,1 Millionen Menschen, im Jahr 2000, elf Jahre nach dem Mauerfall, waren es nur noch 13,9 Millionen, und die Voraussage für 2020 lautet: Rückgang auf 12,9 Millionen. Davon werden übrigens nach den Berechnungen des Leipziger Instituts für Marktforschung zwei Drittel Rentner sein.

Nicht nur der Osten ist beweglich. Im gesamten Bundesgebiet scheinen die Menschen unentwegt umzuziehen. 3,8

Millionen waren es 2003, dem letzten bisher abgerechneten Jahr. So ähnlich war es auch in den Jahren zuvor, in denen die Zahlen weitgehend stabil blieben, aber auf einen längeren Zeitraum betrachtet ist doch ein Trend festzustellen: Insgesamt nehmen die Umzüge zu. 1970 waren es 3,6 Millionen, 1960 3,2 Millionen.

Auch diese Zahlen haben Folgen für die Pflege. Immer weniger Kinder bleiben in den Städten ihrer Herkunft. Familien zersplittern sich, werden verstreut in alle Teile des Landes, der Kontakt zwischen Eltern und Kindern, zwischen Geschwistern oder gar weiteren Verwandten reduziert sich auf Geburtstage, auf gelegentliche Familienfeierlichkeiten. Die Familie als Ort der selbstverständlichen Gewissheiten und Geborgenheit, als Rückzugsraum, als Schicksals- und Hilfsgemeinschaft zerfällt, ist vielfach schon zerfallen.

Zwar suggerieren moderne Technologien wie Mobilfunk, SMS, Internet, E-Mail, dass Nähe trotz Ferne jederzeit bestehen könne, das elektronische Netz sei auch ein soziales. Und der Philosoph Peter Sloterdijk sagt: »In einer Kultur der Fernfreundschaft, der Fernnachbarschaft und der Fernerotik ist der Raum heute annulliert. Er ist das Nichts zwischen zwei Rednern.«

Der Raum ist alles in der Pflege. Er muss überwunden werden.

Und ist allzu oft unüberwindlich.

Vor vielen Jahren, vor Jahrzehnten schon, hatte der Sohn diesen Raum geöffnet. War fortgegangen an den anderen Rand des Landes, weil es dort Arbeit gab, die er in der Vaterstadt nicht gefunden hatte. Also baute er sich in der Fremde ein neues Leben auf, lernte Freunde kennen, neue Landschaften und Liebschaften, und fand schließlich eine Frau, mit der er Kinder bekam. Er hatte sich eine neue Welt erschaffen, seine eigene Welt, und die Welt der Vaterstadt begann langsam blasser zu werden, wurde eine Welt der Erinnerungen, fern und manchmal ein bisschen unwirklich.

Und jetzt saß er da in einer Wirklichkeit, wie sie wirklicher nicht sein konnte. Die Mutter war von den Männern des Bestattungsunternehmens aus dem Haus getragen worden, der Vater lag oben in seinem Bett, und er saß mit der Schwester im elterlichen Wohnzimmer. Die Geschwister hatten lange, lange miteinander gesprochen, aber an ihrer Ratlosigkeit hatte das nichts geändert. Schließlich war der Sohn die Treppe zum Keller hinabgestiegen, da war das Regal, wo die Weinflaschen lagen, das immerhin hatte er sich gemerkt. Ein Schluck oder zwei oder drei, das konnte nicht falsch sein jetzt. Er und seine Schwester wussten ohnehin nicht, wie sie in dieser Nacht schlafen sollten. Und sie wussten nicht, wie sie der Trauer um die Mutter begegnen würden, der die Sorge um den Vater den ganzen Tag über kaum einen Platz gelassen hatte. Sie wussten nur, dass sie am nächsten Morgen viel zu tun hatten. Sie mussten einen Ausweg für den Vater finden.

»Weißt du eigentlich, was Kurzzeitpflege ist?«, fragte die Schwester.

Drittes Kapitel

»Wenn uns einmal was passiert …«

Kurzzeitpflege? Seltsames Wort. Hatte etwas, das wie Ferien klang: Kurzurlaub. Freizeit. Kurzweile. Kurz entschlossen.

»Wo hast du denn dieses Wort her?«

»Hab ich mal gelesen«, sagte die Schwester. »Ich glaube, wir brauchen das jetzt.«

Kurzzeitpflege? Wo informiert man sich da? Natürlich gab es im Haus der Eltern keinen Computer und keinen Internetzugang. Sie fühlten sich entschieden zu alt für so etwas, hatten sich auch immer dagegen gesträubt, sich ein Handy schenken zu lassen, sie seien doch ohnehin die ganze Zeit im Haus, ja, ans Haus gebunden, weshalb sollten sie da ein Telefon für unterwegs benutzen? Dem konnte der Sohn schwerlich widersprechen, dennoch fand er es schade, dass sich seine Eltern so gänzlich gegen die Errungenschaften der Elektronik sperrten. Gerade im Alter könne das alles doch sehr nützlich sein. Ich selbst, dachte er, werde das einmal ganz anders machen. Wenn er alt sei, dann würde er sich mit einem elektronischen Gebirge umgeben, mit Gerätschaften aller Art, er würde online sein Tag und Nacht, verbunden mit der ganzen Welt, verbunden mit allem, was ihm lieb und teuer, was interessant und unterhaltsam war, eine Spinne im Netz, stets auf der Höhe der Zeit. Den Eltern hingegen war all dies fremd und fern, und der Sohn erinnerte sich noch lebhaft, wie viel Überredungskunst es ihn gekostet hatte, den Vater, diesen Musik-Vater, davon zu überzeugen, vom alten Plattenspieler (»die Stereo-Anlage«, hieß das damals) auf einen CD-Player umzusteigen. Der Vater hatte eine solche Modernisierung beharrlich abgelehnt, das sei zu teuer, der Klang überdies, wie man höre, unangenehm steril, und – das war die Hauptsache – was geschehe dann mit seiner Plattensammlung? Die war in der Tat stattlich, und es waren Raritäten dabei, die sich auf CD kaum finden ließen. Der Sohn hatte es nach längeren Debatten dann doch geschafft, dass die Geschwister dem Vater eines Tages einen CD-Spieler zum Geburtstag überreichen durften. Er hatte noch ein wenig gemault, sich dann aber den modernen Zeiten gefügt – und bald daran Gefallen gefunden. Wahrscheinlich hauptsächlich deshalb, weil das neue Gerät einfacher zu bedienen war.

Ob das zwangsläufig so sein muss, fragte sich der Sohn, dass man im Alter das Interesse an Neuem verliert? Überfordert das ältere Menschen, macht es ihnen Angst? Er fand das schade, gerade wenn Zeit wäre, die Neugier zu befriedigen, scheint sie zu schwinden. Mir passiert das nicht, dachte er, ganz gewiss nicht. Und dann dachte er noch mal nach: Na ja, wer weiß?

Ein Computer hatte es jedenfalls nicht ins Haus geschafft. Also machte sich der Sohn an diesem Morgen auf zu einem Bekannten ganz in der Nähe. Das mit der Kurzzeitpflege musste unbedingt geklärt werden. Vielleicht verbarg sich hinter diesem Wort ja tatsächlich jene Hilfe, die in diesem Augenblick so dringend gesucht war. Und es dauerte dann auch nur wenige Sekunden, und schon hatte das Internet die Antwort parat: »Unter Kurzzeitpflege versteht man die vorübergehende Unterbringung eines pflegebedürftigen Menschen in einer Einrichtung, in der er rund um die Uhr von erfahrenen Fachkräften betreut wird. Das kann ein Pflegeheim oder eine andere, manchmal auch private Einrichtung mit Zulassung zur Kurzzeitpflege sein, in der Alten- und Krankenpflegekräfte die ihnen anvertrauten Personen betreuen und pflegen.«

Der Sohn erfuhr auch noch, dass Kurzzeitpflege für maximal drei Monate in Anspruch genommen werden kann, dass in den meisten Einrichtungen aber eine Begrenzung auf 28 Tage gelte sowie dass die Pflegeversicherung einen Zuschuss von 1432 Euro im Monat für die Stufe III bezahle.

Und da er schon einmal vor dem Computer saß, sah er gleich nach, ob es in dieser Stadt auch Einrichtungen gab, die eine solche Pflege anboten. Es waren nicht wenige, stellte er mit Befriedigung fest. Dann machte er sich ans Telefonieren.

Vielleicht war das mit der Kurzzeitpflege ja tatsächlich ein Ausweg: Wenn die Aufregungen und Anstrengungen dieser Tage vorüber sein würden, wenn alles getan und die Beerdigung der Mutter vorbei war, dann konnte man den Vater vielleicht in so eine Pflegestätte geben, für ein paar Wochen nur, und inzwischen in Ruhe überlegen, wie es mit ihm weitergehen solle. Zudem, dachte der Sohn, müsse er ja auch bald zurück in seine Stadt, natürlich konnte er ein paar freie Tage nehmen, an seinem Arbeitsplatz war man da durchaus entgegenkommend, aber auch das hatte Grenzen. Kurzzeitpflege war vielleicht wirklich eine Lösung. Keine endgültige, eher ein Aufschieben des Problems. Aber immerhin ein Zeitgewinn, eine Chance für klarere Gedanken.

Und zum ersten Mal seit dem gestrigen Morgen, als ihn der Anruf der Schwester erreicht hatte, stieg in ihm das Gefühl einer kleinen Zuversicht auf.

Das wurde allerdings sofort erschüttert, als er die ersten Telefongespräche führte. So einfach war das mit der Kurzzeitpflege nun doch nicht. Denn Kurzzeitpflege bedeutet nicht kurzfristige Pflege. Man müsse sich da frühzeitig anmelden, hieß es am Telefon, normalerweise Wochen vorher. Auf die Schnelle könne man leider nicht helfen. Aber das hier sei ein Notfall, sagte der Sohn, so etwas komme doch gewiss des Öfteren vor, ob es denn dafür gar keine Möglichkeit … Nein, die gebe es nicht.

Und er telefonierte weiter.

Ein anderes Heim wollte wissen, wer denn der überweisende Arzt sei, und der Sohn sagte, es gebe keinen überweisenden Arzt, er wolle nur den Vater unterbringen, ein paar Tage bloß, zwei Wochen vielleicht, nein, eine Überweisung habe er nicht. Im nächsten Heim war wieder kein Platz, jedenfalls nicht auf absehbare Zeit, im übernächsten auch nicht, und dann wollte wieder jemand etwas von einer Überweisung wissen, und der Sohn fühlte sich wie einem absurden Theaterstück, stellte sich einen Bühneraum vor, auf dem es zahllose Türen ins Freie gab, aber jede dieser Türen war verschlossen, da mochte man rütteln, so viel man wollte. Nur dass es hier nicht um Theater ging, sondern ums richtige Leben, um einen Menschen, um seinen Vater.

Es muss ungefähr der 15. Anruf gewesen sein, als die Stimme am Telefon – es war eine sehr freundliche Stimme, und das war zuvor nicht immer so gewesen – sagte, ja, da haben wir was für Sie, man könne gerne sofort kommen und sich die Sache ansehen.

Einverstanden, sagte der Vater, auch er wolle sich das ansehen, man könne ihn ja zum Auto stützen und schleppen, und den Kindern kam es vor, als sei dem Vater in diesem Moment alles recht und alles egal zugleich, er wolle sich fügen, was auch immer da kommen möge. Es war kaum 24 Stunden her, dass seine Frau gestorben war, er schien immer noch unter einer Art Schock zu stehen. Auch zum Frühstück hatte er nichts zu essen gewollt, war sichtlich erleichtert gewesen, als es morgens an der Haustür geschellt hatte, die Pflegerin vom ambulanten Dienst hatte ihn gewaschen, zur Toilette gebracht und angezogen. Und es wurde den Kindern immer deutlicher, dass der Vater die Momente der körperlichen Intimität durchaus nicht mit ihnen teilen wollte, dass er sich bei der professionellen Pflegerin wohler und besser aufgehoben fühlte.

Es war keine lange Fahrt zum Heim für die Kurzzeitpflege, es lag in der Innenstadt, und im Auto sprachen Vater, Tochter und Sohn darüber, wie sie sich dieses Heim vorstellten. »Wie in einem Krankenhaus«, glaubte der Vater. »Nein, nicht so medizinisch«, mutmaßte der Sohn. Die Tochter dachte, dass es dort so ähnlich wie in einer Reha-Klinik aussehen würde. Gewiss sei ein kleiner Garten dabei, und wenn es so warm bleibe, wie es in diesem April überraschenderweise schon sei, dann könnten die Pfleger den Vater bestimmt auch hie und da im Rollstuhl spazieren fahren »Damit du endlich einmal lernst, wie praktisch ein Rollstuhl ist in deiner Situation«, sagte der Sohn ganz frech zum Vater. Aber der antwortete nichts, es war kein Tag für Frechheiten.

Das Pflegeheim war kein Krankenhaus, es war ganz und gar nicht medizinisch, aber es hatte auch nichts von einer Reha-Klinik, und einen Garten gab es auch nicht. Es war ein niedriger, grauer Bau, heruntergekommen sah er aus, der Putz blätterte von der Fassade. Alles war ebenerdig, was den Vorteil hatte, dass Rollstühle hier bequem passieren konnten. Und tatsächlich, kaum war das Auto vorgefahren, lief gleich ein junger Mann aus dem Heim herbei, brachte einen Rollstuhl, und ehe der Vater wusste, wie ihm geschah, fand er sich in jenem Gefährt wieder, das er bisher stets so vehement zurückgewiesen hatte.

Und dann waren Vater, Sohn und Tochter zum ersten Mal in ihrem Leben in einem Pflegeheim.

Das Erste war dieser Geruch. Eine schwer definierbare Mischung aus allem Möglichen, aus dem aber zwei Komponenten ganz deutlich hervorstachen, Putzmittel und Urin. Der Geruch steckte überall, obwohl mehrere Fenster geöffnet waren, er steckte im Flur, er steckte im Gemeinschaftsraum, in den sie zunächst geführt wurden, er steckte auch in dem Zimmer, das das des Vaters sein sollte. Von einem Zimmer konnte allerdings kaum die Rede sein, es handelte sich eher um eine notdürftig hergerichtete Kammer, vielleicht gibt das Wort »Verschlag« am besten wieder, was dem Vater und den Kindern hier gezeigt wurde, provisorisch mit Pressspanplatten zusammengezimmert. Das Fenster war eine schmale Luke, an der Wand stand ein Krankenbett mit Gitterstäben, und das zweite Möbelstück des Pflegezimmers war ein Stuhl. Kein Tisch, kein Schrank, kein Nachtkästchen, keine Nachttischlampe. Ein leeres Zimmer. So kahl wie der ganze Raum waren auch die Wände.

Ob es denn kein Telefon gebe? Oh doch, man könne im Heim anrufen, das Telefon würde dann den Bewohnern aufs Zimmer gebracht. Aber es komme ja sehr, sehr selten vor, dass jemand angerufen werde. Und ein Radio, ein Fernsehgerät? Doch, doch, der Fernseher stehe im Gemeinschaftsraum, er sei eigentlich immer an, da gebe es kein Problem. Im Gemeinschaftsraum würde man auch miteinander essen, überhaupt, auf Gemeinschaft lege man viel Wert. Und die Klingel? Wo denn die Klingel über dem Bett sei, wenn der Vater nachts mal rausmüsse oder tagsüber dringend jemanden brauche? Ach ja, die Klingel, tatsächlich, da fehle etwas, natürlich, eine Klingel müsse schon sein, da werde man Sorge tragen, keine Bange. Allerdings geschehe es hier nur ganz selten, dass nachts jemand rauswolle. Es sei ja für alle aufs Beste gesorgt. Und nun wolle man, bitte, zurück in den Gemeinschaftsraum gehen, da warteten nämlich schon einige, die den Opa unbedingt kennenlernen wollten, nicht wahr, Opa?

Der Vater wurde in den Gemeinschaftsraum geschoben, der ein langer, schmaler Raum war, dessen Mittelpunkt ein ausladender Tisch mit vielen Stühlen bildete, in der Ecke stand ein kleines Fernsehgerät, es war angeschaltet. Der Vater war sehr bleich, er schien noch bleicher als zuvor, dabei hatte er seit gestern schon alle Farbe verloren. Er hatte die Augen weit geöffnet. Wer hineinschaute, konnte darin ein großes Entsetzen sehen.

Der Leiter des Heims, ein junger Mann von kaum 30 Jahren mit einem starkfarbigen karierten Hemd, bat den Sohn nun in sein Büro, es gebe da ein längeres Formular auszufüllen, der Opa könne in der Zwischenzeit mit der Tochter im Gemeinschaftsraum sitzen bleiben und sich schon einmal mit den anderen Bewohnern anfreunden, es gebe Kaffee und Kuchen. Als der Sohn einwandte, der Vater könne die Fragen des Formulars gewiss viel besser beantworten als er, wurde ihm freundlich, aber entschieden bedeutet, dass das hier ganz unüblich sei, es dauere erfahrungsgemäß viel zu lange, eine Entmündigung des Vaters sei das jedoch mitnichten, wie er darauf nur komme?

Also blieben Vater und Tochter im Gemeinschaftsraum am großen Tisch mit den Kaffeetassen und der Kuchenplatte sitzen, während der Sohn hinter dem Heimleiter zu dessen Büro trottete und begann, ein Formular auszufüllen, in dem über alles, was privat und persönlich war, vor allem aber über intimste Körpervorgänge Auskunft zu geben war.

Eine Viertelstunde später stand seine Schwester im Büro. Sie hatte den gleichen Blick, den der Vater vorher im Gemeinschaftsraum gehabt hatte.

»Es geht nicht«, sagte sie fast tonlos.

Der Bruder sah sie an, und sein Gesicht zuckte für einen Moment, so, als wollte er plötzlich trotzig werden und sagen: »Es muss aber gehen.« Aber er sagte nichts und schaute in die Augen seiner Schwester.

»Es geht nicht«, sagte die Schwester wieder, und diesmal war viel Ton in ihrer Stimme. Sehr viel.

Da legte der Bruder den Stift, mit dem er begonnen hatte, das Formular auszufüllen, auf den Schreibtisch.

»Raus«, schrie die Schwester, »wir müssen hier raus, wir müssen hier ganz schnell raus.« Es klang, als würde sie um Hilfe schreien.

Der Bruder sprang auf, eine Höflichkeit gebot ihm noch, ein »Entschuldigen Sie« zum Heimleiter zu murmeln, er lief in den Gemeinschaftsraum, wo sein Vater im Rollstuhl saß, die Augen weit aufgerissen, um ihn herum drei weißhaarige Frauen, die ganz eng an ihn herangerückt waren und versuchten, ihm Kuchenstücke in den Mund zu stecken. Eine rief in hohen Tönen: »Endlich wieder ein Mann da, ein Mann da.« Das wiederholte sie in immer schrilleren Höhen, und der Vater saß da wie aus Stein, die Hände wie zur Abwehr erhoben, mit einem Blick aus Scham und Abscheu. Der Sohn packte den Rollstuhl, schob ihn in den Flur hinaus, den Gang entlang zum ebenerdigen Tor, wo Rollstühle so leicht passieren können, und packte den Vater ins Auto. Dann gab er Gas.

Das Pflegeheim lag bald weit hinter ihnen. Der Schrecken nicht.

Sie fuhren stumm zurück nach Hause und nahmen dort

wieder ihre Wohnzimmerplätze ein. Der Vater im Sessel, Sohn und Tochter auf dem Sofa.

Der Sohn betrachtete das Gesicht des Vaters. Es hatte jetzt das Entsetzen verloren und wieder die Blässe des Morgens bekommen. Er weint nicht, dachte der Sohn, er tobt nicht, aber in ihm muss es doch toben. Und er ging hinaus in den Garten, seine Schwester war schon vorausgegangen und rauchte. Er hatte nicht gezählt, die wievielte Zigarette es heute schon war.

»Gib mir auch eine«, sagte er.

Die Schwester schüttelte den Kopf. »Du darfst nicht«, murmelte sie und gab ihm dann doch eine.

Vor vielen Jahren schon hatte sich der Sohn die Zigaretten abgewöhnt, er war ein sehr süchtiger Raucher gewesen, es war eine elende Prozedur, eine schier endlose Kette von Versuchen und Scheitern, bis er es schließlich geschafft hatte. Aber alle Nöte von damals galten jetzt nichts mehr, also zündete er sich eine an, jetzt war in ihm etwas, das größer war, viel größer.

Ob es im Vater toben mochte oder nicht – in ihm selbst, da war ein Aufruhr wie fast noch nie. Es war der Aufruhr der Ohnmacht.

»Was denkst du jetzt«, fragte er seine Schwester, »der muss doch durchdrehen vor Angst?«

»Vielleicht beruhigt es ihn ja, was wir gerade erlebt haben«, antwortete sie.

»Beruhigt? Bist du verrückt?«

»Na, er hat jetzt immerhin erlebt, dass wir ihn nicht an so einem Ort lassen, dass wir ihn da niemals lassen würden. Das könnte ihm doch Zutrauen geben, das Gefühl, dass er sich auf seine Kinder verlassen kann.«

Der Bruder war sich da nicht so sicher. Gut, jetzt im Moment hat er tatsächlich erfahren, wie nah und eng die Kinder bei ihm standen. Aber es gab schließlich auch die anderen Erfahrungen: Sein Leben lang hatte der Vater gespürt, dass die Welt der Eltern und der Kinder sehr verschiedene Welten waren. Die Wohngemeinschaften der Studentenzeit, die wechselnden Freundschaften und Liebschaften, die extrem unterschiedlichen politischen Ansichten, die räumliche Trennung, die bloß sporadischen Begegnungen mit den Eltern – all das hatte viel Distanz geschaffen, auch wenn es bei den einzelnen Treffen oft nicht an Herzlichkeit fehlte. Dennoch, es hatte sich eine gewisse Fremdheit im Verhältnis zwischen Kindern und Eltern festgesetzt, warum also sollte sich der Vater jetzt geborgen fühlen, aufgehoben, in sicheren Händen bei seinem Sohn und seiner Tochter? Gleichzeitig war er ihnen ausgeliefert, in allem, mit seinem ganzen Leben. Was und wie die Kinder entscheiden würden – daran hing jetzt seine Existenz.

Der Sohn hatte zu Ende geraucht, das bleibt die einzige Zigarette, schwor er sich, jetzt bloß nicht rückfällig werden. Dann ging er zum Telefon und rief bei seiner Arbeitsstelle an. Nein, so bald sei mit ihm nicht zu rechnen. Er brauche noch ein paar Urlaubstage. Wie viele, das wisse er im Moment leider nicht. Das alles sei etwas schwieriger als gedacht.

Aber was hatte er eigentlich gedacht?

Und was hatten die Eltern gedacht? Irgendetwas mussten sie doch vorbereitet haben. Wenn man über achtzig ist, dann denkt man doch an Ernstfälle aller Art. Doch der Sohn konnte sich nicht erinnern, dass die Eltern jemals über den Ernstfall gesprochen hätten, der nun eingetreten war.

Über den Tod, ja, darüber hatten die Eltern immer wieder mit ihm zu sprechen versucht. Nicht über den Tod als Schrecken allerdings, nicht über ihre Angst vor einem Ereignis, das unwiderruflich nah und näher rückte, sondern über den Tod als Fall für ein Krisenmanagement: was da zu tun sei, welche Personen benachrichtigt werden müssten, welche Telefonnummern wichtig seien. Voller Grauen erinnerte sich der Sohn, dass der Vater bei einem dieser Gespräche plötzlich einen grünen Aktenordner herbeigeholt hatte, in dem geradezu eine Art Buchhaltung des Todes niedergelegt war. In ordentlicher Schreibmaschinenschrift stand da aufgelistet, was es alles zu erledigen galt. Da waren Verse aus Gedichten aufgeschrieben, die die Trauerkarten schmücken sollten, da standen säuberlich in alphabetischer Reihenfolge die Personen, die im Fall der Fälle zu benachrichtigen, und Versicherungen, die zu kündigen waren; da war der Blumenschmuck des Grabs geregelt nebst Telefonnummer des Geschäfts, in dem er bestellt werden sollte; es gab spezielle Gebets- und Liederwünsche für die Totenmesse, ja, selbst das Lokal war ausgesucht, in dem der Leichenschmaus stattfinden sollte. Weiter hinten waren Briefumschläge abgeheftet, verschlossen, »nur nach meinem Tode zu öffnen«. Schließlich gab es in dem grünen Ordner auch die Fotokopie des elterlichen Testaments sowie jede Art von Vorkehrungen für den Fall, die Eltern verstürben durch einen etwaigen Unfall zur gleichen Zeit. Da wurde den Kindern empfohlen, an welches Immobilienbüro sie sich wenden sollten, falls sie gedächten, das elterliche Haus zu verkaufen. Selbst die Telefonnummer eines Antiquitätenhändlers war vorgemerkt, man wisse ja nicht, ob die Kinder die zwei, drei wertvolleren Möbelstücke, die die Eltern besaßen, behalten wollten.

Der Sohn war regelrecht entsetzt über die Präzision, mit der sich die Eltern den eigenen Tod ausmalten – und er war auch erschrocken über diese riesenhafte Diskrepanz: hier die minutiöse Vorbereitung des Sterbens, da die offenbare Unfähigkeit, über die eigentliche Drohung des Todes zu sprechen. Mit größter Befangenheit, ja fast mit belegten Stimmen hatten die Eltern das Thema drei- oder viermal angeschnitten – um es dann gern und schnell wieder zu verlassen. Wozu allerdings auch die Kinder jedes Mal beitrugen. Nein, pflegten sie immer wieder zu sagen, man möge den Teufel doch nicht an die Wand malen. Für solche Gespräche sei noch Zeit, ein andermal gerne, aber heute nicht, man möge doch den schönen Abend nicht mit einem solchen Trauerthema verderben. Den Eltern war es recht und das hässliche Thema alsbald gewechselt. So ging es immer, so blieb das Thema Tod jedes Mal ganz eigentümlich im Raum stehen und mit ihm eine unausgesprochene, konturlose Angst – und alle machten sich schleunigst davon.

Es vergingen die Jahre und Jahrzehnte, und Eltern und Kinder hatten über nichts gesprochen – außer über jene organisatorischen Modalitäten, wie sie im grünen Ordner verzeichnet standen. Der Tod selbst und besonders die Angst davor waren Tabuthemen, keiner rührte sie an. Der Sohn fand das verwunderlich, jedenfalls jetzt, da sie im Wohnzimmer saßen und der Tod sozusagen mitten unter ihnen war. Warum nur war er immer so abwehrend gewesen, immer auf der Flucht? Dabei hätte es ihn eigentlich brennend interessiert, was seine Eltern dachten, fühlten, fürchteten. Und die Eltern, sie hätten gewiss auch reden wollen, da war er sich sicher, wenn man ihnen nur ein bisschen dabei geholfen hätte. Aber das hatte er nicht, im Gegenteil, er war davongelaufen, jedes Mal, und das konnte, dachte er, mit nichts anderem zu tun haben als mit der eigenen Angst vor dem Tod.

So wenig vom Tod die Rede war, so wenig war die Rede von Gebrechlichkeit. Kein Sohn und keine Tochter, die jemals gesagt hätten: »Wenn es einmal so weit ist, dann werden wir euch schon pflegen.« Kein Vater und keine Mutter, die jemals gefordert hätten: »Lasst uns nicht allein, wenn es so weit ist, nehmt uns zu euch, versprecht uns das.« Kein Versprechen, keine Forderung, gar nichts. Als rückte die Möglichkeit, ja die Wahrscheinlichkeit, zum Pflegefall zu werden, nicht mit jedem Jahr näher. Aber auch als es beim Vater dann vor fünf Jahren so weit war, kam niemand auf die Idee, dass die Zukunft dieser Familie nun einmal ordentlich und grundsätzlich besprochen gehöre.

Die Verdrängung war so komplett, dass auch jegliche Beschäftigung mit dem unterblieb, was Pflege überhaupt heißt: Welche Fertigkeiten sie erforderte, welche Gerätschaften, welche Grenzen der Intimität dabei zu überwinden wären. Irgendwann bei einem seiner Besuche sah der Sohn im elterlichen Badezimmer in der Wanne ein metallenes Gerät, das früher nicht da gewesen war. Das wird ein Lifter sein, dachte der Sohn, aber er fragte nicht danach. Genauso ging es, als er wenig später in einer Ecke des Badezimmers eine große Plastiktüte mit Windeleinlagen sah. War der Vater mittlerweile inkontinent? Oder waren die Einlagen nur eine Vorsichtsmaßnahme? Trug er sie überhaupt? Regelmäßig? All das fragte er nicht. Später hatte er einmal mit seiner Schwester darüber geredet. Aber auch sie wusste nichts Genaues, hatte nie nachgefragt, hatte sich genauso wie der Bruder verhalten. Und die Eltern sagten ohnehin kein Wort dazu. Pflege war ein Tabu in dieser Familie, noch größer als der Tod.

Es hatte auch in der näheren Verwandtschaft keine Pflegefälle gegeben. Die Großeltern väterlicherseits hatte der Sohn nie kennengelernt, sie waren schon tot, als er auf die Welt kam. Die Eltern der Mutter waren gestorben, wie man eben starb: schnell, ohne lange Krankheiten, zu Hause oder im Krankenhaus. Von Pflege war da nie die Rede. Der Onkel, der einzige, den der Krieg der Familie gelassen hatte, war ins Pflegeheim gekommen, nachdem die Tante gestorben war. Er war nur ein paar Wochen dort gewesen, dann war auch er tot. Der Sohn hatte ihn dort nie besucht.

Auch im Bekanntenkreis der Eltern schien es kaum Pflegefälle gegeben zu haben. Zumindest erzählten sie nie davon. Nur einmal, erinnerte sich der Sohn, gab es einen Fall in der Nachbarschaft. »Der ist jetzt im Heim«, hatte es plötzlich geheißen. Und später erzählten die Eltern, sie seien auf der Beerdigung gewesen. Aber was sie dabei fühlten, verrieten sie nicht.

Es war eine Familie ohne Vorbilder, an denen sie sich hätte orientieren können. Es war eine Familie, die darum auch keine Lösungen gefunden hatte, Strategien entwickeln konnte oder gar Perspektiven. Und jetzt saß sie mit ihrem entschiedenen Willen, nichts wissen und nichts planen zu wollen, fest. Saß fest in diesem Wohnzimmer.

Andere machen das ganz anders, dachte der Sohn. Und er hätte zu gerne gewusst, wie das in anderen Familien zugeht, welche Gespräche da geführt werden, wie der Ernstfall vorbereitet und geregelt wird.

Vermutlich hätte er eine schwere Enttäuschung erlitten. Denn die Wahrheit scheint zu sein: Pflege ist eines der größten Tabus dieser Tage. Natürlich gibt es darüber keine statistischen Erkenntnisse. Das haben Tabus so an sich: Sie sind schwer messbar. Aber wer in Familien hineinhört, den Erzählungen der Söhne und Töchter lauscht, wer in den Ratgeberbüchern blättert, der versteht: Die Geschichte, die hier erzählt wird, ist kein Einzelfall. Sie ist keine Ausnahme, sie ist die Regel. Für alles und jedes treffen Menschen Vorkehrungen, versichern ihr Leben und ihren Hausrat und ihren Hund, versichern sich gegen Erdbebenschäden und Hagelschlag – und stehen nackt und bloß und ungeschützt vor einer Situation, die jeden treffen und die zur existenziellen Gewalt werden kann.

Und der Sohn empörte sich: Warum hatte er es so weit kommen lassen, warum war es ihm nie gelungen, aus dieser Kinderrolle herauszutreten, die Sache in die Hand zu nehmen, die Entwicklung zu lenken, anstatt sich von ihr lenken zu lassen? Was hatte ihn daran gehindert, erwachsen zu werden? Und er verfluchte die alte, die uralte Eltern-Kind-Falle, in die er jedes Mal geriet, wenn er zu Besuch nach Hause kam. Er traf ein als Erwachsener, als ein Mann, der an seiner Arbeitsstelle eine leitende Position bekleidete, fünf Kollegen vorstand, mindestens jede Stunde eine weitreichende Entscheidung treffen musste. So traf er ein im Elternhaus. Höflich, herzlich, interessiert, nachsichtig, weitsichtig. Ein guter Sohn. Und war Minuten später in die Kinderrolle zurückgefallen, empfindlich, als hätte er an ein offenes Stromkabel gefasst, wenn er glaubte, die alte Bevormundung durch den Vater zu spüren. Stets bereit zu explodieren, wenn er sich nicht genügend geschätzt, gewürdigt sah. Ängstlich, wenn er versuchte, alles dem Vater, alles der Mutter recht zu machen. Was für ein Kinderkram, dachte er, und das im Alter von mehr als 50 Jahren.

Das rächt sich jetzt, dachte er. Heute, an diesem Tag. Weil du dich davor gedrückt hast, Verantwortung zu übernehmen, weil du es nicht gewagt hast, erwachsen zu sein. Weil du überall erwachsen warst, nur nicht im Elternhaus.

Dabei waren die Zeichen für den Rollenwechsel zwischen Eltern und Kindern seit langem sichtbar, schwer deutbar am Anfang, überdeutlich und fast schon bedrohlich in der letzten Zeit. 15 Jahre war er gewesen, das fiel dem Sohn jetzt ein, da war er auf einer jener Touren im Gebirge mit dem Vater, es war im Winter, und sie waren auf Skiern unterwegs. Sechs Stunden steil aufwärts, durch den Tiefschnee, das war keine Kleinigkeit, eine Plackerei, eine Hundestrapaze, aber ihm, dem Sohn, konnte das nichts anhaben, jung, wie er war, und mit einer Kraft, wie man sie nur hat, wenn man 15 ist. Und da erlebte er zum ersten Mal die Schwäche des Vaters. Nach der ersten Stunde schon hatte er offenkundig Mühe, fiel immer wieder zurück, blieb stehen, kam nicht nach, setzte sich zu einer Pause und noch einer Pause, er hatte einen schlechten Tag erwischt. Es wurde schlimmer und schlimmer, die Stunden verrannen, sie kamen nicht vorwärts, und der Sohn wusste nicht, wie er den Vater, der heute zum ersten Mal ein alter Vater war, diesen verfluchten Berg hinaufbringen sollte. Er übernahm den Rucksack des Vaters, er übte sich in tausend Variationen des guten Zuredens, in unendlicher Geduld, und irgendwann hatten sie es geschafft, er wusste nicht mehr, wie, dem Vater war, als müsste er sterben. Der Tag hatte sich im Gedächtnis des Sohns festgesetzt. Er markierte einen Umschwung. Oder zumindest das erste Anzeichen davon. Er war stärker als der Vater.

So eindeutig waren die Zeichen in der nächsten Zeit nicht mehr. Es war eher eine schleichende Schwächung, die sich über die Jahre und Jahrzehnte hinzog. Der Sohn konstatierte öfter und öfter, wie sich die Eltern abweisend gegenüber allem verhielten, was ihnen neu und ungewohnt erschien. Gegenüber den politischen Ideen, die den Sohn und später auch die Tochter in ihren Studentenzeiten beseelten, ohnehin – die Eltern waren immer sehr konservativ gewesen. Aber sogar auf dem ureigenen Gebiet des Vaters, der Architektur, zeigte er wenig Interesse an Neuigkeiten, verfolgte kaum die aktuellen Debatten, besuchte keine Ausstellungen. Fachzeitschriften lagen meist ungelesen herum, bis sie dann abbestellt wurden. Moderne Literatur wurde nicht zur Kenntnis genommen, und selbst auf seinem Lieblingsgebiet, der Musik, wollte der Vater von neuen Interpretationen und Strömungen nichts wissen. Er hatte schon mit etwa fünfzig Jahren ein fertiges, abgeschlossenes Bild der Welt und tat Neuigkeiten brüsk als Störungen ab.

Der Sohn und die Tochter empfanden das »Altmodische« der Eltern, wie sie es nannten, als eine fortwährende Enttäuschung, immer wieder versuchten sie, Vater und Mutter für Neuheiten zu interessieren, schenkten ihnen Bücher aktueller Autoren, Schallplatten gefeierter Interpreten, aber immer scheiterten sie. In die feste Welt, die aus lauter Vergangenheit bestand, war einfach nicht einzudringen.

Diese Verweigerung der Eltern hatte Folgen: Die Eltern verloren in den Augen der Kinder an Größe und Macht. Sie waren von gestern, sie wollten von gestern sein.

Besonders tief hatte sich in die Erinnerung des Sohnes ein Urlaub in Italien eingegraben. Seit Jahrzehnten war er nicht mehr mit den Eltern in Ferien gefahren, aber nun ergab es sich, dass der Sohn und die Eltern zufälligerweise zur gleichen Zeit einen Urlaub an der italienischen Riviera geplant hatten, an den berühmt-romantischen Cinque Terre. Was für eine schöne Fügung, dachte man da allseits, beschloss, einige Tage dieses Urlaubs miteinander zu verbringen, und bezog ein gemeinsames Hotel.

Schon das erste Abendessen versetzte den Sohn in Erstaunen: Was man denn essen solle und was da überhaupt auf der Karte stehe, fragten die Eltern. Man vertrage das ausländische Essen ja meist nicht gut, und mit dem Wein, da kenne man sich ja gar nicht aus, was solle man bloß bestellen? Der Sohn nahm es mit Verblüffung zur Kenntnis.

Hatte er in seinen Eltern doch bis dahin recht weltgewandte Leute gesehen, viel gereist und speziell in Italien weit herumgekommen, auch die Sprache des Landes war ihnen bruchstückhaft vertraut, so gut jedenfalls, dass zumindest die Bestellung des Essens nicht das geringste Problem darstellen konnte. Auch hatte sich das Alter damals noch keineswegs mit Gewalt über sie hergemacht, sie waren gerade mitten in ihren sechziger Jahren. Und nun dieses merkwürdige Verhalten beim Abendessen.

Da begriff der Sohn, dass jeder Satz und jedes Wort der Eltern eigentlich eine Aufforderung an ihn war, die Führung zu übernehmen, ja, dass sie dieser Führung bedurften und nichts begieriger wollten, als sich dem Sohn unterzuordnen. Sie suchten einen Rollenwechsel, sie wollten hier, befreit von aller Anstrengung und allem Zwang, selber die Kinder sein, und der Sohn hatte mit seiner Frau den Part der Erwachsenen zu übernehmen.

So ging es an den nächsten Tagen weiter. Was man unternehmen solle, ob man zum Strand wolle oder in eine der Städte der Umgebung, welcher Spaziergang der schönste, welches Restaurant das angenehmste, welches Eis das beste sei – die Eltern demonstrierten einen Entscheidungsunwillen, der den Sohn je nach Stimmungslage mit Ungeduld, aber auch mit Zuwendung und Fürsorge erfüllte. Er nahm die neue Rolle an, aber er wusste, sie würde gewiss wieder ihr Ende finden, wenn die Eltern zurück aus dem Urlaub in ihrer gewohnten Umgebung wären. Sosehr sie jetzt Rat und Tat bei ihm suchten, sosehr würden sie, wieder zu Hause, seinen Führungsanspruch ablehnen und ihn wieder in die Rolle des Kindes zurückverweisen.

Eltern und Kinder, dachte der Sohn, haben es nicht einfach, wenn sie älter werden. Selten, dass sie miteinander so gänzlich im Reinen sind. Dicke Packen schleppen sie mit sich, die Alten und die Jungen, angesammelt in Jahrzehnten, Schwergewichte aus Verletzungen und Hoffnungen und Eifersucht, aus Ängsten, Wut und zärtlichen Gefühlen, aus Dankbarkeit und aus Rachegefühlen. Unglaublich, was sich in den Tiefen und Abgründen von Familien verbirgt, in den Höhlen und Grotten des Familienlebens, in ihren heimlichen Schatzkammern und noch heimlicheren Folterkellern. Es sind die Ablagerungen des Persönlichsten und Intimsten und Geheimsten. Und es ist wie bei den Eisbergen, der größte Teil ist selbst den Mitgliedern der Familie verborgen. So ist das wahrscheinlich überall, dachte der Sohn, aber immer glauben alle, ihr spezielles Familiendrama sei etwas ganz Besonderes, und dabei ist es etwas, das jeder kennt. Und alle spielen dabei immer verschiedene Rollen gleichzeitig: Sind Kinder und wollen Erwachsene sein. Sind erwachsen und wollen Kinder sein. Bekommen Kinder und müssen Erwachsene sein. Es ist etwas Verflixtes mit diesen Familien. Immer ist man alt und jung zugleich.

Gerade dann, wenn jugendliche Kräfte ganz besonders gefragt sind, sind die Kinder keineswegs mehr jung: wenn die Eltern wirklich alt sind, wenn sie gebrechlich werden. Meist kommen Krankheiten und Behinderungen ja erst, wenn auch die Kinder schon spüren, dass ihre beste Zeit vorüber ist. Wenn sie die Erfahrung gemacht haben, dass für sie im Leben wahrscheinlich nicht mehr alles erreichbar ist. Wenn auch für sie die ersten Krankheitszeichen erscheinen oder zumindest der Körper signalisiert: Ich bin nicht unverwundbar. In dieser angeschlagenen Situation kann die Nachricht von der Erkrankung der Eltern wie ein Explosivstoff wirken. Auf doppelte Weise: Die Anstrengung für die Eltern wird zur Extraanstrengung, wenn der Körper sich nicht gerade im

Zenit der Kräfte fühlt. Für viele sind es gerade die Jahre, da sie sich geschworen hatten, sie wollten jetzt ein wenig kürzer treten, vielleicht die Arbeit reduzieren, auf neunzig Prozent gehen, vielleicht sogar auf achtzig. Den Lohn der Lebensarbeit jetzt schon ein bisschen einfahren, bereits Jahre vor der Rente. Weil im Beruf schon so vieles erreicht war, die Karriere gemacht. Also ein wenig vom Gas gehen, nur ein wenig. Und ausgerechnet jetzt: ein Pflegefall. Ein Lebensplan zerbricht.

Und dazu kommt, dass das Schicksal der Eltern wie ein Vorbote des eigenen Schicksals wirkt: Du bist der Nächste. Die Uhr tickt.

Genau, dachte der Sohn und spürte wieder die Magenschmerzen, die ihn nun schon seit ein paar Monaten quälten. Genau so ist es.

Die Schwester war längst aufgestanden und hatte begonnen, sich in der Küche zu schaffen zu machen. Der Sohn hörte sie mit Töpfen klappern. Es war Mittag mittlerweile, und irgendetwas würden sie jetzt alle zu essen brauchen, auch wenn niemand Appetit verspürte.

Auch der Sohn ging jetzt in die Küche. Er wollte seiner Schwester helfen.

»Wir müssen mit ihm reden«, sagte er.

»Ja«, sagte sie, »das müssen wir.«

»Was sollen wir ihm sagen?«

»Wie sollen wir's ihm sagen?«

Der Sohn fand im Vorratsschrank zwei Dosen mit Tomatensuppe.

»Er weiß es doch längst«, sagte er.

»Er weiß es«, sagte die Schwester, »aber vielleicht hofft er trotzdem.«

Es gab auch noch ein Stück Brot. Für jeden einen Teller

Tomatensuppe und eine Scheibe Brot. Das musste reichen jetzt.

»Vielleicht will er sowieso nicht, dass ich ihn zu mir nehme. Und bei dir glaube ich das noch weniger«, sagte die Schwester. »Er will das doch eigentlich nicht. Ihm ist doch immer alles so schrecklich peinlich.«

»Aber wo soll er denn sonst hin? Er hat doch keine Wahl.«

Keine Wahl zu haben, dachte der Sohn, ist die schlimmste aller Lebenslagen.

»Also können wir ihm eigentlich gar nichts sagen.«

»Wir können ihm nichts sagen, weil wir nicht wissen, was.«

»Aber wir können doch nicht nichts sagen«, sagte die Schwester. »Der wird doch verrückt dabei. Stell dir vor, er sitzt in seinem Sessel, und in seinem Kopf ist nur ein Gedanke, ist nur ein Satz, und der hämmert unaufhörlich in seinem Gehirn: ›Was wird aus mir? Was wird aus mir? Was wird aus mir?‹ Mensch, da müssen wir doch eine Antwort geben.«

Der Sohn schüttete die Tomatensuppe in einen Topf und stellte ihn auf den Herd.

Sie wussten keine Antwort. Sie hatten nicht die geringste Ahnung.

Wer soll mit dem Vater reden?, überlegte der Sohn. Vielleicht besser er selbst, er war der Ältere. Könnte auch sein, dass der Vater, erzkonservativ, wie er war, womöglich lieber mit seinem Sohn sprach, wenn es um solch existenzielle Fragen ging, durchaus denkbar, dass er das für Männersache hielt. Andererseits war dem Vater die Tochter oft näher gestanden, die Kleine, das Mädchen. Es schien einen ganz eigenen Draht zwischen den beiden zu geben, der Sohn erinnerte sich mit Wehmut daran, wie Vater und Tochter in früheren Jahren zusammen hingebungsvoll Mozart-Duette gesungen hatten, der Vater begleitete sie am Klavier, und er, der Sohn, musste abseitsstehen, weil Singen seine Sache nie gewesen war.

Ja, die Schwester, vielleicht wäre sie wirklich geeigneter als Botin des Unheils.

Aber was machte er sich da für nutzlose Gedanken. Natürlich würden sie alle beide mit dem Vater sprechen. Und sie würden das jetzt tun, jetzt gleich am Mittagstisch.

Sie trugen die Teller mit der Tomatensuppe auf, der Sohn half dem Vater auf die Beine, packte ihn fest und stützte ihn bei den wenigen Schritten zum Esstisch. »Guten Appetit«, hörte der Sohn sich sagen, und er wunderte sich, dass man selbst in einer Situation wie dieser nicht davon ablassen kann, so unsinnige Worte wie »Guten Appetit« zu sagen.

Die Löffel klapperten in den Tellern, auf dem Eichenbuffet tickte die Uhr.

»Du wirst dich jetzt ein bisschen ausruhen wollen nach dem Essen«, sagte der Sohn.

»Ja, später«, sagte der Vater.

Die Löffel klapperten nicht mehr.

»Willst du noch was? Es gibt noch.«

»Nein«, sagte der Vater.

»Dann räum ich mal ab. Will jemand vielleicht einen Kaffee?«

Niemand antwortete.

Die tickende Uhr gab jetzt noch einen anderen Ton von sich. Das tat sie zu jeder vollen Stunde. Sie schlug ein Mal. Der Vater, die Tochter und der Sohn sahen sich nicht an. Ihre Blicke gingen in verschiedene Richtungen.

Die Gedanken gingen wahrscheinlich in die gleiche.

Er wolle etwas sagen, sagte der Vater.

Die Kinder durchfuhr eine kleine Bewegung. Dann saßen sie wieder ganz ruhig. Wie in Stein gehauen.

Er habe, sagte der Vater, vor Jahren, ach was, vor Jahrzehnten, doch einmal etwas erzählt von diesem Haus in der Schillerstraße. Ob sie sich nicht erinnerten?

Die Kinder erinnerten sich nicht.

Doch, doch, er habe davon erzählt, das wisse er genau. Vor zwanzig oder 25 Jahren, vielleicht auch noch mehr, habe er eine Anzahlung geleistet, tausend Mark damals. Eine Anzahlung für einen Platz im Altenheim. »Wenn einem von uns mal was passiert«, sagte der Vater, »der Mutter oder mir, dann ist vorgesorgt.« So habe er sich das damals gedacht. Mit dieser Einlage von tausend Mark habe er einen Anspruch auf einen Heimplatz erworben. »Die müssen mich jetzt nehmen.« Ein schönes Haus sei das, sagte der Vater, und er benutzte das Wort »Heim« nicht, hochherrschaftlich geradezu, er habe es von einem Bekannten empfohlen bekommen und es sich damals zusammen mit der Mutter angesehen, nur von außen allerdings, es sei fast schon luxuriös. Natürlich nicht ganz billig. Es gebe dort auch eine Abteilung für Pflegefälle.

Der Sohn möge doch schnell den grünen Aktenordner holen. Da stehe alles Notwendige drin. Sogar einen Prospekt des Hauses in der Schillerstraße habe er abgeheftet, wenn ihn sein Gedächtnis nicht trüge. Ob sich der Sohn und die Tochter wirklich nicht daran erinnern könnten? Er habe es ihnen doch damals erzählt.

Viertes Kapitel

Die unverhoffte Hoffnung

Schon als der Sohn das Auto parkte, spürte er seine Aufregung. Sollte dieses Haus tatsächlich die Lösung des Problems sein, die Antwort auf alle Fragen der letzten beiden Tage, der verzweifelt gesuchte Ausweg? Dann standen sie davor, der Bruder und die Schwester sahen sich verblüfft an. Da waren vier schlanke, weiße Säulen, darüber ruhte, ebenso weiß, ein zierlicher Giebel, ein Dreieck wie auf antiken Tempeln. Darunter ein gläsernes, hohes Tor, das Eingangsportal. Links und rechts auf dem Weg zu diesem Eingang blühten in einem gepflegten Garten die Blumen des Frühlings.

Es gab keinen Zweifel, das musste es sein, die Adresse war korrekt, und in einer blauen, schwungvollen Schrift stand da das Wort »Seniorenresidenz«. Der Vater hatte recht gehabt: Zu so etwas konnte man unmöglich »Heim« sagen. Für so etwas musste man ganz andere Wörter finden, Palast zum Beispiel oder Schloss, vielleicht sollte man es auch unverhoffte Hoffnung nennen. Die Geschwister konnten es gar nicht glauben, welche plötzliche Wendung ihre Geschichte zu nehmen schien.

Was der Vater vorhin beim Mittagessen gesagt hatte, war eine doppelte Überraschung gewesen. Er hatte also doch vorgesorgt, auf eine heimliche, ja geradezu geheimnisvolle Art. Und es war nicht herauszubekommen, ob er selbst vergessen hatte, dass er vor Jahrzehnten jene Anzahlung geleistet hatte, oder ob er damit absichtlich erst herausgerückt war, nachdem sie das Elend im Heim für Kurzzeitpflege gesehen hatten. Vielleicht, überlegte der Sohn, wollte der Vater seine Kinder testen, wollte wissen, ob er sich auf sie verlassen könne, ob sie imstande gewesen wären, ihn in dieses Heim zu schicken. Aber nein, jetzt, in den Turbulenzen dieser Tage ein so kalkuliertes, planerisches Vorgehen, das traute er dem Vater nicht zu. Egal, die Erfahrung des Vormittags hätte man sich jedenfalls ersparen können.

Die zweite Überraschung war, dass der Vater mit seiner Eröffnung den Kindern so etwas wie eine Absolution erteilt hatte, die Lossprechung von der Pflicht, ihn zu pflegen. Dass er sich einen Heimplatz gesichert hatte, hieß doch auch: Ich kümmere mich um mich selbst, ich will euch nicht zur Last fallen, ich brauche euch im Grunde gar nicht. Ein tonnenschweres Gewicht war dem Sohn von der Seele gefallen, der Bruch des Generationenvertrags, den seine Schwester und er gestern Abend im Wohnzimmer beschlossen hatten, war plötzlich eine lässliche Sünde. Die Schuld war keine Schuld mehr, jetzt musste alles bloß noch ordentlich geregelt werden, gemanagt, organisiert, und das schlechte Gewissen hatte draußen vor der Tür zu bleiben. Der Vater selbst hatte es verbannt.

Übermorgen war die Beerdigung der Mutter, für morgen hatten sich die Frau und die Kinder des Sohns angesagt. Es gab noch jede Menge zu tun, aber in ein paar Tagen würde das Leben wieder in seinen normalen Gang zurückfinden.

Der Sohn hatte nach diesem Mittagessen der Überraschungen sofort in jener Seniorenresidenz angerufen, war mit ausgesuchter Höflichkeit behandelt worden, man könne jederzeit vorbeikommen und sich die Räumlichkeiten ansehen, ja, auch schon heute Nachmittag. Überhaupt, man habe das allergrößte Glück, es sei, ungewöhnlich genug, gerade ein Platz in der Pflegeabteilung frei geworden, man könne ganz kurzfristig etwas arrangieren, kein Problem, man freue sich schon darauf, die Bekanntschaft des Sohns zu machen und ganz besonders natürlich die des Herrn Vaters.

Der indessen wollte nicht. Nein, sagte er, heute nicht mehr, ein Besuch im Pflegeheim pro Tag sei genug, er sei jetzt müde, die Kinder aber sollten fahren und sich das Haus ansehen, eine Stunde oder zwei könne er ja ausnahmsweise einmal allein bleiben.

Da standen Bruder und Schwester also vor dem weißen Haus mit dem Tempel als Eingang und der blauen Schrift und wurden schon erwartet. Ob er ihnen einen Kaffee anbieten dürfe, Cappuccino vielleicht, fragte ein Mittvierziger, er trug einen dunkelblauen Blazer mit goldenen Knöpfen und Krawatte und stellte sich als Mitglied der Direktion vor. Dann setzten sie sich in eine Couchgruppe in der Eingangshalle, die man in einem Hotel vermutlich Lobby genannt hätte. Ohnehin sah hier alles einem Hotel zum Verwechseln ähnlich. Eine große Theke empfing die Besucher, ganz und gar wie eine Rezeption; Sitzgruppen aus Leder, übermannshohe Kübelpflanzen, cremefarbener Teppichboden. Und gleich links vom Eingang konnte man durch eine Tür in ein Restaurant sehen mit rosa gedeckten Tischen, auf denen Weingläser standen. Der Bruder und die Schwester wechselten bedeutungsschwere Blicke.

»Er wird sich hier wohl fühlen«, sagte der Herr im blauen Blazer.

»Das glaube ich auch«, sagte der Sohn.

»Wird seinen Preis haben«, sagte die Schwester.

Es hatte den Preis von 3400 Euro pro Monat in der Pflegeabteilung. Extras gingen natürlich extra, sagte der Herr von der Direktion, Getränke, Friseur, Fußpflege und Ähnliches. Der Bruder und die Schwester wechselten erneut bedeutungsschwere Blicke, und sie erzählten sich hinterher, dass in diesem Moment bei ihnen beiden die gleiche Rechnung im Kopf abgelaufen war: Pflegeversicherung Stufe III macht 1432 Euro. Muss von den 3400 abgezogen werden, ergibt 1968 Euro als monatliche Eigenleistung. Die Rente des Vaters reichte dafür bei weitem nicht, überdies verschlangen die Festkosten für das Haus jeden Monat einen stattlichen Batzen Geld. Und das Haus zu verkaufen – so etwas durfte man nicht einmal denken. Das hatte der Vater immer und immer wieder gesagt. Das Haus sei schließlich das Einzige, was von ihm bleiben werde. Also würden die Kinder für die Kosten des Heims wohl eine tüchtige Summe zuschießen müssen. Das würde schwierig werden, aber in diesem Augenblick dachten sie über so banale Dinge nicht nach. Sie dachten nur: Für einen Pflegeplatz wie diesen darf man nicht knauserig sein.

Zugleich fragten sie sich, wie viele Rentner es wohl gab, die sich so gesalzene Heimkosten leisten konnten. Alt werden in Würde – das war offenbar eine Frage des Geldbeutels. Und die Geschwister waren entsetzt, weil sie bisher geglaubt hatten, dass Würde zu den wenigen Dingen gehöre, die nicht käuflich seien. Und sie schämten sich ein wenig über ihre Naivität.

So, sagte der Herr von der Direktion, sie hätten ja nun einen ersten Eindruck von der Residenz bekommen, jetzt wolle man, wenn es recht sei, die angegliederte Pflegeabteilung besichtigen und auch das gerade frei gewordene Zimmer. Man möge ihm folgen.

Sie verließen den cremefarbenen Teppichboden, gingen über den grauen PVC-Belag eines langen Flurs, kamen über einen Durchgang ins Nebengebäude, und auf einmal war wieder dieser Geruch da. Dieser Geruch aus Putzmitteln und

Urin. Dieser Geruch vom Vormittag. Und auf einen Schlag schien alles verändert. Das helle Licht des Frühlingstags, das gerade noch durch die Glasfront des Hotelfoyers gedrungen war, wirkte plötzlich verdüstert, eine Dämmerigkeit lag über den langen Fluren. Nirgendwo gab es ein Möbelstück oder ein Bild an der Wand, alles war grau und noch einmal grau, der Plastikboden, die Türen, die Wände. Sie bogen jetzt um eine Ecke, es war still, sie bogen wieder um eine Ecke, eine Frau mit einem Greisengesicht tappte den Flur entlang, tief gebeugt, gestützt auf einen Rollwagen, sie hatte keine Haare.

Der letzte Flur mündete in einen halbdunklen Raum. Menschen saßen da in Bademänteln, starrten stumm, dösten, dämmerten, manche hatten den Mund geöffnet und atmeten schwer, als würden sie nach Luft ringen. Niemand sagte ein Wort. Das, dachte der Sohn, ist der Gemeinschaftsraum, das habe ich heute Vormittag gelernt. Und es stiegen Bilder in ihm auf, die er in Filmen gesehen hatte, Bilder von Menschenverwahrstationen, von Psychiatrien aus anderen Jahrhunderten, die man Irrenhäuser nannte. Er sah die Demenz und die Gebrechlichkeit, die Einsamkeit und die Verlassenheit. Und er atmete diesen Geruch, der über allem lag, der sich in jeder Ritze der Mauer und des Bodens festgefressen zu haben schien.

Und es stieg wieder dieser Riesenkloß in seine Kehle.

Dann sagte der Herr im blauen Blazer: »Also, hier wäre das Zimmer.«

Der Sohn trat ein und sah, dass da ein Mann in einem Bett lag. Er machte schnell einen Schritt zurück, ein Irrtum, wollte er sagen, das Zimmer sei ja belegt, man habe wohl die Tür verwechselt. In diesem Augenblick sah er das zweite Bett. Und verstand und wollte es nicht glauben.

Ein Doppelzimmer. Für 3400 Euro. Pro Bett.

»Wir haben in der Pflegeabteilung nur Doppelzimmer«, sagte der von der Direktion, man könne sich gerne umschauen, alles sei hier auf die Bedürfnisse der Alten abgestimmt, alles bis ins Detail überlegt, es gebe nichts, woran sie sich verletzen könnten.

Und der Sohn sah sich um, sah die Kahlheit des Zimmers, die Leere, es kam ihm auf schreckliche Weise bekannt vor, wieder fehlten Nachttische und Nachttischlampen, kein einziges persönliches Stück war in diesem Zimmer, nicht einmal ein Bild, ein Foto, gar nichts, nur zwei Stühle standen da und ein kleines, schmales Schränkchen. Und die Ecken und Kanten der raren Möbelstücke waren mit Styropor ummantelt. Der Mann im anderen Bett schien zu schlafen, er bewegte sich nicht im Geringsten, nur hatte er merkwürdigerweise die Augen aufgerissen.

Unglaublich, dachte der Sohn, unglaublich, und der Riesenkloß im Hals schien noch riesiger zu werden. Ein Doppelzimmer! Der Vater in einem Doppelzimmer! Zwei hochbetagte Männer, die sich nie im Leben kannten, zwei Wildfremde, sollten nun, da sie alt und gebrechlich waren, den Rest ihrer Tage gemeinsam auf ein paar Quadratmetern verbringen. Den Lebensrhythmus des anderen teilen, seine Gerüche einatmen, seine Geräusche aushalten, seine Dummheiten anhören und seine Lebensweisheiten, seine Schmerzen mitleiden und seine Schlaflosigkeit, jede Lebensregung und jede Todesangst. Und, wenn es darauf ankam, den anderen mit dem Tod ringen sehen und sterben – im Bett nebenan. Unvorstellbar, dachte der Sohn, völlig unvorstellbar. Und wenn der andere gestorben wäre, dann würde die Tür aufgehen, und irgendein Sohn und irgendeine Tochter würden in das Zimmer treten, einen Pflegeplatz für ihren

Vater und für 3400 Euro suchen. Und sie würden sehen, wie ihr eigener Vater da im Bett lag, und sie würde das Entsetzen packen. Ein Doppelzimmer!

Und dem Sohn kam in den Sinn, wie sein Vater einmal etwas vom Krieg erzählt hatte, es war schon lange her, er sprach sonst fast nie darüber. Das Schlimmste beim Militär, hatte er gesagt, sei für ihn nicht die Todesangst gewesen, es waren auch nicht die Strapazen oder der Kommandoton, es sei vielmehr der völlige Mangel an Rückzugsräumen gewesen, die Unmöglichkeit, allein zu sein. Tag und Nacht mit anderen Männern, im Bett nebenan, im Bett darüber. Das habe er schier nicht ausgehalten. Und er sei froh und glücklich darüber, dass ihm das nie mehr widerfahren würde.

»Das ist ja gerade das Schöne«, begann das Mitglied der Direktion, »dass die Senioren auf diese Weise ein bisschen Unterhaltung haben. Denn der Fluch des Alters, wissen Sie, ist die Einsamkeit.«

Da ballte der Sohn die Fäuste, und er schluckte, damit es nicht aus ihm herausbrach, und er schluckte noch einmal und noch einmal und wollte am liebsten zuschlagen und tat es nicht.

Er dachte, dass er seinen Vater hierher hatte bringen wollen, damit er leben solle. Und er sah, dass hier vom Leben nicht die Rede war. Höchstens vom Überleben, allerhöchstens. Aber, dachte er, kann Überleben das Einzige sein, was einem zusteht, wenn man alt geworden ist und gebrechlich? Ist die Gewissheit, dass man sich an Möbelecken unbeschadet stoßen kann, genug? Ist die Hoffnung auf ein kleines bisschen Würde anmaßend, bloß, weil man 86 Jahre alt war?

Er sah in das Gesicht seiner Schwester, und er kannte dieses Gesicht vom Vormittag. Also taten sie, was sie am Vormittag getan hatten. Drehten sich um, ließen den dunkelblauen

Blazer stehen, flohen aus diesem Zimmer, flohen durch die grauen Gänge, aus denen das Leben vertrieben war, flohen aus dieser desinfizierten Depression. Und sie wussten, dass sie ihren Vater nie, niemals in diesen Wartesaal zum Tod schicken würden. Was auch immer geschehen mochte, der Vater sollte nicht in Styropor sterben.

Das wussten sie. Aber was sie dem Vater nun zu Hause erzählen sollten, das wussten sie nicht.

Fünftes Kapitel

Endstation

Neinnein, machte es in seinem Kopf, neinneinneinnein. Der Sohn rührte in seiner Kaffeetasse.

Die Schwester rührte auch, und sie rauchte. Sie weinte nicht, sie schaute stumm geradeaus und war jetzt so blass, wie es der Vater in den vergangenen beiden Tagen war. Sie sieht ihm ähnlich, dachte der Sohn, viel ähnlicher, als ich das jemals wahrgenommen habe. Seltsam, dass mir das gerade jetzt auffällt.

Sie waren vom Pflegeheim um die Ecke gegangen, da war ein Café, da saßen sie jetzt, nur ein paar Minuten, sie waren in Eile, der Vater wartete zu Hause. Aber diese Minuten mussten sein. Zum Durchatmen, zum Zu-sich-Kommen, um sich zu fassen, um sich zu beruhigen. Aber woher sollten die Ruhe kommen und der Atem? Sie hatten zwei Pflegeheime gesehen an diesem Tag und waren zwei Mal entsetzt davongelaufen. Sie hatten zwei Hoffnungen gehabt, eine kleine und eine sehr große, und sie hatten zwei Ernüchterungen erlebt. Darum saßen sie jetzt vor ihren Kaffeetassen und sagten nichts. Es gab nichts zu sagen.

Zwei Blicke in Pflegeheime. Es waren flüchtige Blicke gewesen, die nur die Oberfläche streiften. Der Bruder und die Schwester waren erschrocken gewesen über das, was sie gesehen hatten, aber natürlich hatten sie nichts verstanden, nichts verstehen können. Nichts davon, was Pflege eigentlich bedeutet, für die Alten und für die Pfleger selbst; nichts davon, wie Heime funktionieren; nichts davon, welcher Horror so ein Heim oft ist. Und nichts davon, dass es in manchen, in seltenen Fällen auch ein Zufluchtsort sein kann.

Trotzdem hatten sie etwas Entscheidendes begriffen, und das war wohl eine der Ursachen ihres Schockzustands: Das Pflegeheim ist im Leben eines Menschen die Endstation. Kaum einer, der da wieder lebend herauskommt, es ist der Ort, von dem es kein Zurück gibt. Schon deshalb umgibt das Pflegeheim eine Aura des Schreckens. Aber es ist nicht nur die Nähe des Todes, die durch den Umzug ins Heim sehr konkret und direkt erfahrbar wird. Hinzu kommt, dass mit diesem Umzug von alten Menschen eine ungeheuere Anpassungsleistung an völlig ungewohnte Lebensverhältnisse verlangt wird. Eine Unterordnung unter neue Regeln, eine Gewöhnung an neue Räume, ein Arrangement mit neuen Personen. Genau die Flexibilität, die man üblicherweise hochbetagten Menschen abspricht, wird nun von ihnen in einem Maß gefordert wie kaum je zuvor in ihrem Leben. Und geht einher mit dem Verlust des bisher gewohnten Lebenskosmos: Die eigenen Möbel sind nicht mehr da, die Räume, die man jahrzehntelang bewohnte, die Geräusche und Gerüche der eigenen vier Wände; die Straße vor dem Fenster ist jetzt eine andere, da gehen auch andere Menschen, der Bäcker an der Ecke ist verschwunden, der Zeitungsladen ebenso; der Postbote, der so lange Jahre immer derselbe war, wird jetzt nicht mehr kommen, das Baby von nebenan nicht mehr schreien, die Frau vom Stockwerk darüber wird die Blumen auf ihrem Balkon nicht mehr so stürmisch gießen, dass das Wasser auf den eigenen tropft.

Das alles wird nicht mehr sein. Denn Pflegeheim heißt Aufgabe der Individualität. Den Lebenstakt bestimmen von nun an andere, morgens beim Aufstehen, mittags beim Essen, abends beim Zubettgehen. Das Pflegeheim ist viel mehr als ein Ort der Unterbringung. Für die Menschen, die darin wohnen, ist es die ganze Welt, es saugt das Leben auf, zumindest das, was davon noch übrig ist. Denn Menschen, die in Heimen wohnen, gehen davon nicht weg, gehen nicht zur Arbeit, nicht auf Reisen, nicht zum Einkaufen, nicht Freunde besuchen, sie gehen oft nicht einmal draußen spazieren. Sie sind da, sie bleiben da, das Pflegeheim ist ihr Universum.

Das bedeutet allerdings auch: Wenn im Heim etwas nicht in Ordnung ist, dann ist die Unordnung riesengroß, dann ist die ganze Welt aus den Angeln – es gibt ja keine andere Welt mehr neben dem Heim. Das allein wäre Grund genug, warum den Alten, die nicht das Glück haben, ihre letzte Lebenszeit zu Hause verbringen zu dürfen, das Beste getan werden müsste, was Menschen anderen Menschen tun können.

Nicht wenige versuchen das. Altenpflege, gerade im Heim, gehört zu den härtesten, anstrengendsten Jobs, die unsere Gesellschaft zu vergeben hat. Altenpfleger bekommen dafür nicht viel, sie verdienen nach Tarif 1801,31 Euro im Monat brutto. Sobald sie 25 Jahre alt sind, werden 2091,09 daraus. Dazu kommen oft Zulagen und ein Ortszuschlag. Viele Heimbetreiber zahlen allerdings mittlerweile unter Tarif. Für so wenig Geld gehen Altenpfleger Tag für Tag an und über ihre Grenzen. Die Arbeit ist nicht nur physisch enorm belastend, das Heben, Tragen, Drehen ausgewachsener Menschen ist schließlich kein Kinderspiel, wichtiger noch ist die psychische Seite: Die Überwindung des eigenen Ekels, die ununterbrochene Nähe zu Schmerz und Tod sind schlimm genug. Als noch schlimmer empfinden viele das häufige Fehlen von Dankbarkeit und Freundlichkeit. Altenpflege ist keine Kinderpflege. Ein Baby lacht und strahlt, wenn es sich satt getrunken hat und die Windel gewechselt ist. Bei Alten ist das oft nicht so, gerade bei den schwierigsten Gästen im

Pflegeheim, den Demenzkranken, bleiben jene Zeichen, die den Lohn der Arbeit bedeuten, oft aus.

Viele Altenpfleger gehören deshalb zu den Helden dieser Gesellschaft, aber kaum jemand spricht über sie. Altenpfleger sind die Engel von Hunderttausenden von Menschen, aber wie im Himmel fühlen sie sich nicht. Denn in vielen der gut 9000 deutschen Pflegeheime geht es wenig himmlisch zu. In einigen sogar wie in der Hölle. Keiner weiß darüber so viel wie Claus Fussek.

Der sitzt mit seinem roten T-Shirt und dem Sechs-Tage-Bart, der schon ein bisschen grau ist, in seinem engen Münchner Büro, gleich bei der Isar. Eng ist das Büro hauptsächlich deshalb, weil hier so viele Regale stehen. Darin sind Aktenordner bis zur Decke gestapelt. »Missstände ab 1997« steht auf einem Aktenrücken, »Missstände 2001«, »Missstände 2002«, »Gewalt in der Arbeit mit älteren Menschen«, »Missstände 2003«, »Missstände 2004«… Und vor ihm der Schreibtisch quillt schier über von Papier. Man glaubt, Fussek müsse untergehen in diesem Zettelchaos, doch dann greift er zielsicher in das Gebirge aus Broschüren, Heften, Katalogen, Prospekten und Flugblättern – und holt das gesuchte Stück hervor. Nicht, dass man jetzt glauben sollte, Claus Fussek sei ein manischer Sammler oder einer von denen, die einfach nichts wegwerfen können. Nein, was sich hier in seinem Büro schichtet und türmt, ist ein Teil seines Lebenswerks. Claus Fussek ist Deutschlands wohl bekanntester Pflegeexperte.

»Was ich in den letzten Jahren erlebt, gesehen, gehört und gerochen habe, lässt mich nicht mehr los«, sagt der 53-Jährige. Deshalb kämpft er. Gegen das, was man Pflegenotstand nennt und was man besser Pflegekatastrophe nennen möchte, wenn man Fussek zuhört oder sein Buch (»Alt und abgeschoben. Der Pflegenotstand und die Würde des Menschen«) gelesen hat. Es ist ein hartes Buch, schonungslos in seinen Beschreibungen, es geht immer wieder an die Grenze des Erträglichen. Was Fussek berichtet, scheint aus Skandalchroniken längst vergangener Jahrhunderte zu stammen, aus Zeiten, in denen die Zivilisation nicht überall angekommen war, es ist eine Summe des Grauens und der Brutalität. Es ist von hier und heute.

Begonnen hatte der gelernte Sozialpädagoge in einem Behindertenheim, 1978 gründete er den Pflegedienstverein »Integrationsförderung«, seither gilt seine Aufmerksamkeit all dem, was in Pflegeheimen geschieht und worüber niemand spricht – von der Gewalt gegen Alte bis zum Verdurstenlassen, von Vernachlässigungen bis zu unterlassenen Hilfeleistungen. Claus Fussek machte es öffentlich. Sein Auftreten muss für viele Menschen wie die Befreiung von einem Albdruck gewirkt haben. Verzweifelte Angehörige, verzweifelte Pflegekräfte haben sich an ihn gewandt, allein in den vergangenen fünf Jahren hat er etwa 40 000 Briefe und Faxe bekommen. »Ich kann nicht mehr unerkannt U-Bahn fahren«, sagt er, jeder hat eine Geschichte, jeder will sie ihm erzählen. Und Claus Fussek hört diese Geschichten an.

So wie jetzt am Telefon in seinem Büro. Das Telefon ist noch wichtiger als all die Akten und Papiere. Es läutet eigentlich ununterbrochen. Immer ist jemand daran, der einen Rat braucht oder Hilfe, der etwas beobachtet hat in einem Pflegeheim, was er jetzt ganz dringend Claus Fussek erzählen muss. »Manchmal kann ich nachts nicht schlafen«, sagt er.

Es läutet schon wieder, eine Altenpflegerin ist am Telefon, sie hat zusammen mit anderen schreckliche Zustände in einem Nürnberger Heim an die Öffentlichkeit gebracht, dramatisch unterbesetztes Personal, infolgedessen eklatante Versäumnisse bei der Pflege. Die alarmierte Heimaufsicht fand Bewohner auf einer Demenzstation, die offenbar über längere Zeit zu wenig Flüssigkeit erhalten hatten und von Austrocknung bedroht waren. »Was da geschieht, sind schwere Menschenrechtsverletzungen«, sagt Fussek und berät nun am Telefon mit der Frau aus Nürnberg das weitere Vorgehen. Das Heim gehört zu einer angesehenen deutschen Pflegekette. Aber Fussek nimmt kein Blatt vor den Mund: »Warum distanzieren sich seriöse Träger nicht von solchen Dreckschweinen?«, wettert er, und auch nach dem hundertsten Pflegeskandal, den er erlebt, raucht sein Zorn immer noch heftig, wenn er von einem neuen Vorfall hört. Als er die Berichte aus Nürnberg las, »standen mir die Tränen in den Augen«, sagt er. Jeden Zoo oder jede Kindertagesstätte würde man bei derartigen Defiziten sofort schließen.

Solche Mängel sind keine Seltenheit. Claus Fussek zitiert einen Bericht des MDS (Medizinischer Dienst der Spitzenverbände der Krankenkassen) von Ende 2004, in dem es heißt: »Der Medizinische Dienst hat bei der Qualitätsprüfung in der ambulanten und stationären Pflege zum Teil gravierende Qualitätsdefizite vor allem bei der Ernährung und Flüssigkeitsversorgung festgestellt.« Und zwar bei 41 Prozent der Heimbewohner. Anders ausgedrückt: Annähernd die Hälfte der Menschen in den untersuchten Pflegeheimen leidet Hunger und Durst. Das führt nicht selten zu lebensbedrohlichen Zuständen, außerdem erhöht Fehlernährung auch das Risiko für Stürze und Knochenbrüche und behindert Genesungsprozesse; unzureichende Flüssigkeitsversorgung kann zur Verwirrtheit führen, die dann oft mit Psychopharmaka behandelt wird. Daraus droht ein Teufelskreis zu entstehen, heißt es beim MDS. Der Medizinische Dienst übrigens hat kein Interesse daran, die Situation in Pflegeheimen besonders dramatisch darzustellen, sein Auftraggeber ist die Pflegeversicherung. Als Fazit bleibt: Nicht einmal das Minimalziel der Betreuung, die so genannte »Satt-und-sauber-Pflege«, wird bei der knappen Hälfte der Heime erreicht.

Ohnehin ist das Thema Essen und Trinken besonders heikel in der Pflege. Es sind für die chronisch gehetzten Betreuer die Momente des Tages, für die sie sich eigentlich besonders viel Zeit nehmen müssten. Denn alte Menschen brauchen oft sehr lange, müssen mühsam gefüttert werden, können Getränke manchmal nur in winzigen Schlückchen zu sich nehmen. Dafür ist im Pflegealltag meistens keine Zeit, also gleicht das Füttern nicht selten einem Gewaltakt, oder es wird eben weitgehend darauf verzichtet. Dass alte Menschen oft über fehlenden Appetit oder Durst klagen, hängt häufig wohl auch mit der Qualität des Essens oder der Getränke zusammen. Ob der Kaffee mit oder ohne Zucker sein soll, mit oder ohne Milch – danach wird kaum gefragt. Auf individuelle Vorlieben wird in den meisten Heimen keine Rücksicht genommen. Wünsche bleiben Wünsche.

Manchmal wird auch über besonders barbarische Fälle berichtet: Da bekommt ein Patient eine Magensonde gelegt, einen Schlauch, der direkt in den Magen führt. Nicht etwa, weil er auf normalem Weg keine Nahrung mehr zu sich nehmen könnte, sondern einfach deshalb, weil es zu langwierig ist, ihm Nahrung über den Mund zuzuführen.

Claus Fussek steht auf, nutzt eine Telefonpause, sucht und findet in seinem undurchdringlichen Papiergebirge Fotos, die er nun zeigen will. Es sind grauenhafte Bilder von Heimbewohnern mit Dekubitus, wund gelegene Menschen mit

Druckgeschwüren. Schwarze Wundränder, abgestorbenes Fleisch, auf einigen der Fotos kann man in der Wunde bis auf den Knochen sehen. »Das geschieht in unseren Heimen«, sagt Claus Fussek, es gibt dort Menschen, die bei lebendigem Leib verfaulen, weil sie in ihren Betten nicht rechtzeitig und oft genug umgelagert werden, weil ihre extrem schmerzhaften, stinkenden Wunden nicht sachgemäß behandelt werden. Bei 43 Prozent der untersuchten Heimbewohner hat der Medizinische Dienst in seinem Bericht von 2004 Dekubitus-Probleme festgestellt. Bundesweit erliegen etwa 8000 alte Menschen pro Jahr dem Leiden. Nebenbei sind die Pflegefehler, die zum Wundliegen führen, auch noch enorm teuer.

Claus Fussek weiß, dass diese Fotos den Betrachtern die Sprache verschlagen. Deshalb zeigt er sie. Denn im Lauf der Jahre hat er begriffen, dass laut sein muss, wer gehört werden will. So spricht er vom »Mord auf Raten«, von »Folter«, den Umgang mit hilfsbedürftigen Alten nennt er die »größte Humankatastrophe nach dem Zweiten Weltkrieg«. Das klingt polemisch, aber es kommt der Wahrheit nahe. So stellte das Deutsche Institut für Menschenrechte im Juni 2006 in einer Studie fest: »Es gibt so gravierende Mängel bei der Pflege, dass es zu Menschenrechtsverletzungen kommt.«

Fussek ist empört, dass die Politik nicht oder nur zögerlich reagiert. Zwar hat das Land Bayern es mittlerweile zur Regel gemacht, dass die Heimaufsicht nicht mehr wie früher angemeldet zur Kontrolle kommt – aber in den übrigen Bundesländern kommen die Besuche immer noch erst nach Anmeldung. Und das auch nur alle zwei bis vier Jahre, was bedeutet, dass eine Kontrolle, die diesen Namen verdient, nicht stattfindet. Zwar hat die rot-grüne Bundesregierung einen »Runden Tisch Pflege« ins Leben gerufen, zu dessen

Mitgliedern auch Fussek zählt. Aber für seine Ungeduld geht es dort längst nicht effektiv genug zu. Statt Konsequenzen zu ziehen, würden in jedem Problemfall immer wieder neue Studien in Auftrag gegeben. »Dabei wissen wir doch alles längst«, sagt Fussek, und man sieht ihm seinen Zorn an, »seit Jahren wissen wir Bescheid, wir brauchen keine neuen Erkenntnisse mehr.« Doch bei den Politikern heiße es immer, es bestehe noch »erheblicher Diskussionsbedarf«. Nein, sagt Fussek, der besteht nicht. »Wir haben kein Erkenntnis-, sondern ein Umsetzungsproblem.«

Dann holt er noch ein Bild. Es ist ein leises Bild, es schreit nicht wie zuvor die Fotos von den Menschen mit den Dekubitus-Wunden. Es zeigt eine alte Frau, die nackt auf einem Toilettenstuhl sitzt, und zugleich steht das Essen vor ihr auf dem Stuhltischchen. Fotografiert in einem deutschen Pflegeheim im 21. Jahrhundert. Es ist ein Bild, das einem Tränen in die Augen treibt. Claus Fussek sagt: »Die Würde auch des pflegebedürftigen Menschen ist unantastbar.«

Eigentlich.

Von all dem hatten der Sohn und die Tochter wenig gewusst, als sie die ersten beiden Pflegeheime ihres Lebens besichtigten. Sie waren nicht darauf vorbereitet, was ihnen begegnen würde, sie waren nicht in der Lage, die richtigen Fragen zu stellen. Sie hatten nur intuitiv reagiert, hatten die kargen Räume gesehen und gedacht: Wo die Zimmer so lieblos sind, wird der Umgang mit den Menschen nicht anders sein. Sie hatten gehört, wie der Heimleiter »Opa« zum Vater sagte, und gedacht: Wahrscheinlich sagen sie hier auch »Na, wie geht's uns denn heute?«. Wahrscheinlich duzen sie hier ihre Gäste. Wahrscheinlich behandeln sie die Alten wie Unmündige. Vielleicht schreien sie sie auch an. Vielleicht beschimpfen sie sie sogar.

Es waren womöglich keine gerechten Gedanken. Aber es gibt gute Gründe dafür. Und viele. Denn nach alledem, was Fussek und andere zusammengetragen haben, besteht kein Zweifel mehr daran, dass es sich bei Missständen in Heimen keineswegs um Einzelfälle handelt, um schwarze Schafe, die den guten Ruf der Mehrheit beschädigen. Dafür sind es in der Vergangenheit viel zu viele Fälle gewesen. Schlechte Pflege oder gar gefährliche Pflege – wie es in der Fachsprache heißt – sind an der Tagesordnung. Das bedeutet nicht, dass es überall so ist, aber es ist viel zu oft so.

Wenn das ewig läutende Telefon nicht wäre, könnte Claus Fussek vermutlich zehn oder zwölf Stunden am Stück über Pflegekatastrophen reden, und er würde dabei kaum Atem holen. Die unwürdige Behandlung, sagt er, wird am schlimmsten, wenn es um körperlich Intimes geht. Dass Frauen zum Beispiel, für die es ein Leben lang ausgeschlossen war, sich vor Fremden nackt zu zeigen, im Alter gezwungen seien, sich bei der Intimpflege von Männern behandeln zu lassen, sei ein Akt der Entwürdigung. Ein gewalttätiges Durchbrechen von Schamgrenzen. Gerade bei Frauen, die den Krieg noch erlebt und dabei Gewalt erfahren haben.

Fussek redet auch über das Thema, das in der Altenpflege zentral, aber oft tabuisiert ist: Wenn Pflegebedürftige nicht mehr alleine zur Toilette gehen können, ist es für sie meist eine ganz besondere Peinlichkeit, gerade dabei auf andere angewiesen zu sein. Diese Abhängigkeit wird zur Erniedrigung, wenn Pfleger auf den Wunsch, zur Toilette gebracht zu werden, nicht reagieren. »Sie waren doch gerade«, heißt es da. Oder: »Jetzt ist keine Toilettenzeit.« Und am schlimmsten: »Ich habe keine Zeit, machen Sie doch in Ihre Windel.« Die modernen Inkontinenzeinlagen seien ja imstande, so große Mengen an Flüssigkeit aufzunehmen, dass die Patienten damit keine Probleme hätten.

Wenn sie etwa zwei Jahre alt sind, werden die Menschen normalerweise darauf trainiert, ihre Ausscheidungen zu kontrollieren. Jetzt auf einmal sollen sie zurückfallen in den Status eines Säuglings. Sehr vielen gelingt das nicht, die Kontrolle ist ihnen zur zweiten Natur geworden, also leiden sie Schmerzen, physisch und psychisch. Gar nicht zu reden davon, wie unangenehm es ist, mit voller Windel unter Umständen stundenlang zu liegen und auf Hilfe zu warten, die einfach nicht kommen will. Fussek berichtet auch von Fällen, in denen Blasenkatheter gelegt wurden – nicht aus medizinischen Gründen, sondern um das Pflegepersonal bei der Hilfe zum Toilettengang zu entlasten.

Auch hier handelt es sich nicht um Einzelfälle. Der Medizinische Dienst der Krankenkassen schreibt: »Vielfach wurde festgestellt, dass Inkontinenzhilfen gegen den Willen der Pflegebedürftigen eingesetzt werden, obwohl der Pflegeheimbewohner bei entsprechendem Training und personeller Unterstützung die Toilette aufsuchen kann und will. Einrichtungsträger erliegen in zunehmendem Maße den Verheißungen der Inkontinenzmittelhersteller und bringen immer großvolumigere Inkontinenzeinlagen zum Einsatz, die oft unangemessen lang nicht gewechselt werden.« So werden Menschen, die durchaus noch ihre Körperfunktionen kontrollieren könnten, zu Inkontinenten gemacht.

All das hat Claus Fussek akribisch dokumentiert. Auch Fälle von Gewalt gegen Alte, von fehlender medizinischer Versorgung im Heim, von Problemen bei der Zahn- und Mundhygiene, von der großen Zahl der Fälle, bei denen Menschen mit Tabletten, Gittern oder Fesselungen ruhiggestellt werden. Eine Studie in München brachte zutage, dass knapp 56 Prozent der Heimbewohner Psychopharmaka erhalten. 41 Prozent wurden nachts in Gitterbetten gefangen gehalten, obwohl das nur bei der Hälfte nötig gewesen wäre.

Grauenhaft ist oft auch der Umgang mit Sterbenden. In vielen Heimen bleiben sie sich selbst überlassen, niemand kümmert sich um sie, begleitet sie, sitzt an ihrem Bett, spendet Trost. Eine Altenpflegerin erzählt, an einem ihrer Arbeitsplätze habe sie erlebt, wie eine Sterbende mit ihrem Bett in einen Toilettenraum geschoben wurde – damit die anderen Heimbewohner sich nicht an ihrem Anblick stören mussten.

Es gibt einen anderen Buchautor, der Fusseks Schreckensbilanz bestätigt und ihr – soweit das überhaupt noch möglich ist – eine zusätzliche dramatische Schärfe verleiht. Markus Breitscheidel hat einen Selbstversuch gemacht. Er hat als Pflegehelfer in fünf verschiedenen Heimen gearbeitet und seine Erfahrungen aufgeschrieben (»Abgezockt und totgepflegt. Alltag in deutschen Pflegeheimen«). Die Lektüre des Buches ist wie ein Gang durch ein Gruselkabinett. Breitscheidel erlebt all das, was Fussek berichtet hat, hautnah, er erstellt Gesprächsprotokolle, fotografiert heimlich, das Buch ist eine Dokumentation aus der Hölle.

Das Besondere daran ist auch, dass es den Blick auf die Pflegekräfte selbst richtet, auf den enormen Druck, unter dem sie stehen, und darauf, was dieser Druck mit den einzelnen Pflegern macht: Menschen, die so oft mit großem Idealismus ihren Beruf begonnen haben, mittlerweile aber in ihren Anvertrauten bloß noch eine »Stückzahl« sehen (können), die es »abzuarbeiten« gilt, so der Heimjargon. Menschen, die Gefangene der Zeitvorschriften sind und unter diesem Diktat keine Minute mehr für ein Gespräch erübrigen können, keine Sekunde mehr für einen Händedruck oder ein aufmunterndes Wort. So sieht – in Auszügen – die Stoppuhr-Pflege aus, wie sie 1997 festgelegt wurde:

Ganzkörperwäsche:	20–25 Minuten
Duschen:	15–20 Minuten
Zahnpflege:	5 Minuten
Kämmen:	1–3 Minuten
Wasserlassen:	2–3 Minuten
Stuhlgang:	3–6 Minuten
Mundgerechte Zubereitung der Nahrung:	2–3 Minuten
Nahrungsaufnahme:	15–20 Minuten
Ankleiden Oberkörper/Unterkörper:	5–6 Minuten
Entkleiden Oberkörper/Unterkörper:	2–3 Minuten

Es ist in diesem Katalog nicht die Rede von Sprechen und Zuhören und Vorlesen. Und auch nicht davon, wie viel Zeit dafür aufgewendet werden darf, einem Kranken die Hand zu halten. Es ist die Rede von technischen Abläufen, die jeder Pfleger zu automatisieren hat, damit er sein Pensum schafft. Breitscheidel berichtet, wie er ohne jegliche Einarbeitungszeit losgeschickt wurde, um Pflegebedürftige zu versorgen, deren Namen er so wenig kannte wie deren Geschichte oder Erkrankungen. Alles, was er mit auf den Weg bekam, war ein Zettel mit Zimmernummern. Da in vier von den fünf Heimen, in denen er arbeitete, die Personaldecke extrem dünn war, wird die Pflege zu einem täglichen Wettlauf mit der Zeit – auf Kosten der Heimbewohner: Weil die Frühschicht so schwach besetzt ist, muss bereits die Nachtschicht mit dem Wecken beginnen, mit dem Waschen, der Grundversorgung. Um 4.30 Uhr schon, nicht wie sonst üblich um 6 Uhr, werden die Bewohner aus dem Schlaf gerissen, ob sie wollen oder nicht – Claus Fussek berichtet sogar von einem Fall, bei dem die Schlafenden schon um 1 Uhr nachts aufgeweckt wurden. Dafür heißt es in manchen Heimen schon um 17 Uhr: ab ins Bett.

In anderen Fällen wiederum werden Pflegebedürftige morgens einfach liegen gelassen, werden nicht gewaschen, nicht angezogen, nicht zum Frühstück gebracht. Weil keine Zeit ist, werden gefährliche und schmerzhafte Wunden nicht versorgt. Weil keine Zeit ist, sich um einen schwierigen Fall zu kümmern, wird eine Patientin ans Bett gefesselt. Weil keine Zeit ist, wird eine andere einfach »abgeschossen«, wie die Pfleger sagen, sediert mit Beruhigungsmitteln.

Markus Breitscheidel erlebt bei seinen fünf Tests nur ein einziges Heim, wo es anders zugeht. In den vier übrigen lernt er das Gruseln. Ihm begegnet alles – von Suizid-Versuchen bis zu Dementen, die Wände mit Kot bestreichen, von Gewalt gegen Heimbewohner über Patienten, die an ihren Wunden so gut wie verwesen, bis zum Mobbing der Pfleger untereinander und dem unglaublichen Druck von oben, dem sie ausgesetzt sind: »Gehen Sie doch, wenn Ihnen etwas nicht passt.« Und er lernt die zwei wichtigsten Wörter der Altenpflege: keine Zeit.

Was Breitscheidel in den etwa eineinhalb Jahren seiner Arbeit als Altenpfleger erlebt, das erfahren Tausende von Pflegern Tag für Tag, Jahr für Jahr. Sie geraten in ein System, das ihre guten Absichten und Ideale, mit denen sie in ihren Beruf gegangen sind, nach und nach zunichtemacht. Sie passen sich dem Pflegealltag an, stumpfen ab, und wenn sie sich wehren, droht der Verlust des Arbeitsplatzes. Also schweigen die Meisten von ihnen, schweigen zur Unmenschlichkeit der Heime und werden ein Teil von ihr.

Ein Pfleger hat versucht, sich seine Verzweiflung von der Seele zu schreiben. Er berichtet aus einem Heim, in dem für 35 Bewohner lediglich drei Pflegekräfte pro Schicht angestellt waren. Es wurde ein Katalog der Unmöglichkeiten daraus:

»Es ist zum größten Teil nicht möglich, dass die Bewohner wöchentlich gebadet werden.

Es ist nicht möglich, dass die Bewohner in angemessenen Zeitabständen gelagert werden, zur Verhinderung von Dekubitus.

Es ist nicht möglich, dass einem sterbenden Menschen die Hand gehalten wird.

Es ist nicht möglich, dass sich jemand einmal zehn Minuten ans Bett setzt und mit den oft verzweifelten Bewohnern spricht.

Es ist nicht möglich, dass die Bewohner einmal die Woche an die frische Luft kommen.

Es ist nicht möglich, dass die Bewohner ein Vertrauensverhältnis zu den Pflegekräften aufbauen, da diese ständig wechseln.

Es ist nicht möglich, dass qualifizierte Gespräche mit den Angehörigen stattfinden.

Es ist nicht möglich, dass jemandem mal einfach zehn Minuten etwas vorgelesen wird, zugehört wird oder einfach jemand da ist.

Es ist nicht möglich, dass auch nur ein Mindestmaß an sozialer Zuwendung stattfindet.

Es ist nicht möglich, dass die Akten der Pflegedokumentation korrekt geführt werden, wie es das Gesetz vorschreibt.

Es ist nicht möglich, ein verschmutztes Bett unverzüglich neu zu beziehen.

Es ist nicht möglich, jemanden bei Bedarf schnell zur Toilette zu führen.

Es ist nicht möglich, dass mit den Bewohnern Bewegungsübungen zur Verhinderung von Kontrakturen durchgeführt werden.

Es ist nicht möglich, wenn jemand klingelt, binnen zehn Minuten dort zu sein.

Es ist nicht möglich, in einer ruhigen Atmosphäre und in angemessener Geschwindigkeit den Bewohnern Nahrung einzugeben.«

Warum ist das so? Warum sind Pflegeheime so oft Häuser der Unmöglichkeiten? Ganz einfach, sagt Claus Fussek, weil das ein Geschäft ist: »Es werden Milliarden mit schlechter Pflege verdient.« In der Tat ist Pflege ein hochinteressanter Markt. Denn er wächst rapide. Lebten 1996 noch etwas mehr als 380 000 Menschen in Pflegeheimen, so waren es 2004 bereits 650 000, das ist eine Steigerung von 69 Prozent. Anders sieht es bei der häuslichen Pflege aus. Da waren es 1,16 Millionen Fälle im Jahr 1996, acht Jahre später hatte sich die Zahl auf 1,36 Millionen erhöht. Hier liegt der Zuwachs nur bei 17 Prozent. Die Tendenz ist eindeutig: Immer mehr Menschen kommen im Alter ins Pflegeheim. Weshalb Axel Hölzer, der Vorstandsvorsitzende der Marseille-Kliniken AG, die Reha-Zentren und Pflegeheime betreibt, nach einem Bericht des Wirtschaftsmagazins »Brand eins« die nötigen Investitionen im Pflegebereich bis 2020 auf die ungeheure Summe von 50 Milliarden Euro schätzt. Und der Bundesverband der Diakonie erwartet in den nächsten zwanzig Jahren einen zusätzlichen Bedarf von 400 000 Pflegefachkräften.

Noch sind die gemeinnützigen Träger Marktführer, voran Caritas und Diakonie, der Anteil der privaten Träger lag Ende 2003 bei nur 37 Prozent. Das Verhältnis wird sich allerdings verändern: Prognosen des Instituts der deutschen Wirtschaft Köln sehen die Privaten im Jahr 2050 schon bei

55 Prozent. Denn Pflege ist eine Branche, in der Gewinn gemacht wird.

Die Heimkosten beginnen in der Regel bei etwa 2500 Euro im Monat, Pflegeheime, wie sie der Sohn und die Tochter in dieser Geschichte besichtigt haben, liegen mit 3400 Euro in der preislichen Spitzengruppe. Finanziert werden diese Kosten auf doppelte Weise. Zunächst durch die Pflegeversicherung. In Stufe I, für Menschen, die nur einen geringen Pflegeaufwand brauchen, sind das 1023 Euro, in Stufe II 1279 Euro, und in der dritten und höchsten Stufe zahlt die Versicherung 1432 Euro. Die Leistungen sind übrigens seit zehn Jahren nicht erhöht worden. Weil diese Summen die Heimkosten nicht decken, die Pflegeversicherung also nur so etwas wie eine Teilkasko-Versicherung darstellt, muss der Differenzbetrag von den Bewohnern selbst oder ihren Angehörigen übernommen werden. Wo das nicht möglich ist, springt das Sozialamt ein. Auch das empfinden viele alte Menschen als Entwürdigung, waren sie doch stolz darauf, ihr Leben lang ohne staatliche Unterstützung ausgekommen zu sein. Und jetzt sind sie auf einmal nicht nur Pflege-, sondern auch Sozialfälle.

Das Heim stellt je nach Zahl der in die drei Stufen eingruppierten Bewohner Pflegekräfte ein. Dafür gibt die Pflegeversicherung einen bestimmten Berechnungsschlüssel vor. Gesetzlich vorgeschrieben ist außerdem, dass die Hälfte aller Pflegenden ausgebildete Fachkräfte sein müssen. So weit die Theorie. Und in der Theorie müsste damit ein Pflegeheim auf anständige Weise zu führen sein.

Die Praxis ist, dass in vielen Heimen akuter Personalmangel herrscht. Aber nicht deshalb, weil auf dem Markt keine Kräfte zu finden wären, sondern weil unbesetzte Stellen Geld bringen. Denn die Pflegeversicherung kontrolliert in der Regel nicht, ob sich eine Heimleitung an ihren Berechnungsschlüssel hält.

Das ist merkwürdig genug. Noch merkwürdiger ist allerdings das System der Pflegeversicherung insgesamt. Denn es belohnt schlechte Pflege. Ziel jeder Einrichtung müsste es eigentlich sein, dass es den ihr anvertrauten Menschen besser geht, dass Bettlägerige mobil, Schmerzen gestillt, Krankheiten geheilt werden. Das ökonomische Interesse spricht aber keineswegs für eine gute Besserung. Denn dann würden die Bewohner in der Pflegeversicherung zurückgestuft, und das Heim bekäme von der Kasse weniger Geld. Ökonomisch spricht im Gegenteil alles dafür, Patienten so zu behandeln, dass möglichst viele von ihnen in die dritte Stufe kommen. Heimangestellte nennen das »ins Bett pflegen«.

Es gibt Pflegeexperten, die dieses System pervers nennen und es generell für falsch halten, dass mit Pflege überhaupt Geld verdient werden kann. Ziel des »Unternehmens Pflegeheim« müsse vielmehr die Verringerung der Einnahmen sein.

All dies ist bekannt, und doch wissen es nur die wenigsten. Auch der Sohn und die Tochter hätten es wissen können, bevor sie ihr erstes Pflegeheim besichtigten. Auch die Eltern hätten es wissen können, schon Jahrzehnte vorher. Sie haben sich nicht informiert, haben getan, was die Meisten machen, haben die Augen verschlossen vor einer Wirklichkeit, die ihnen allzu viel Angst einflößte. Und haben damit die Chance verpasst zu erfahren, dass es noch etwas anderes gibt als den Horror, die Vernachlässigung, die Erniedrigung. Denn es gibt sie, die Pflegeheime, in denen alles ganz anders ist. Es sind nicht viele, man muss danach suchen. Man könnte zum Beispiel nach Würzburg fahren.

Sechstes Kapitel

Ausnahmezustand

Was machen Sie anders, Herr Gosdschan?

Eigentlich könnte der jetzt antworten: alles. Aber das sagt Rudi Gosdschan nicht. Weil es nun wirklich nicht seine Sache ist, sich selbst groß zu machen und andere klein. Das würde er nie tun, und er hätte es auch gar nicht nötig. Außerdem kann man es ja sehen, was hier anders ist. Man muss sich nur ein bisschen umschauen in diesem Haus.

Um dorthin zu kommen, fährt man zuerst nach Würzburg und dann 30 Kilometer den Main nach Norden, und schon steht das Städtchen Karlstadt da, knapp 7000 Einwohner, ein freundlicher Ort zwischen Flussufer und Rebhängen. Der Wein ist das Wichtigste hier, fränkischer Wein in der Bocksbeutelflasche, schon lange ist das so, erstmals im Jahr 1244 schriftlich erwähnt. Das Beste an Karlstadt aber ist die Otto-und-Anna-Herold-Stiftung, das Pflegeheim. Es ist eines der besten in ganz Deutschland. Im April 2005 hat es einen Preis bekommen. Begründung der Jury: »Dieses Haus hat eine Seele.«

Was machen Sie anders, Herr Gosdschan?

Man könnte sagen, dass Rudi Gosdschan ein Menschenfreund ist.

Und vielleicht ist damit die Frage auch schon beantwortet. Denn die Seele dieses Hauses heißt Rudi Gosdschan. Er ist seit 15 Jahren Heimleiter in Karlstadt, und manchmal sagen die Leute: »Jetzt spinnt der Gosdschan wieder!« Das meinen sie nicht böse, ganz gewiss nicht, es ist eher eine Art

Anerkennung, ein großes Staunen darüber, was der 52-Jährige hier in ihrer kleinen Stadt auf die Beine gestellt hat.

Rudi Gosdschan hat einen Grundsatz, und den hat er in großen Buchstaben auf die Wand hinter seinem wuchtigen Eichenschreibtisch geschrieben: »Einer trage des anderen Last«, steht da. Und darunter: »Wir helfen tragen.« Noch weiter unten sind Passbilder angeheftet, eine lange, bunte Reihe, das sind die Mitarbeiter der Herold-Stiftung. Es sind viele, 120, nicht alles Vollzeitstellen natürlich, aber man sieht schon jetzt: Am Personal wird hier nicht gespart. 132 Pflegeplätze gibt es, davon 24 in der geschlossenen Abteilung für Demenzkranke, hinzu kommen 18 Altenheimplätze für Menschen, die noch rüstig sind. Aber das Interesse an Zimmern in Altenheimen nimmt ab. Überall ist das so, in einigen Jahren wird es kaum mehr Altenheime geben. 1974 wurde das Heim eröffnet, das Bankiersehepaar Herold rief die Stiftung ins Leben, es ist keine christliche Einrichtung, aber gewiss keine unchristliche. »Wir orientieren uns an der Bergpredigt.« Das Heim hat keine Gewinnabsichten.

Rudi Gosdschan ist ein kleiner Mann, graue Haare, grauer Vollbart, und sein Bauch ist eine große Kugel. Wenn er durch das Haus geht, durch die drei Stockwerke, durch die Gärten, dann scheint es, als wäre ein Magnet unterwegs. Von allen Seiten kommen die Heimbewohner herbei, angezogen von einer unsichtbaren Kraft, auch die Pflegekräfte kommen, und Rudi Gosdschan kennt sie alle, die Meisten davon mit Namen. »Hallo«, ruft er, »wie geht es Ihnen?« Er ruft das mit lauter Stimme, damit die Alten ihn hören, er legt seine Hand auf Schultern, auf Arme, Heimleiter Gosdschan ist ein großer Menschenanfasser. Und er wird gemocht, das sieht man an den Gesichtern dieser Menschen, es herrscht eine Lebhaftigkeit, ja Fröhlichkeit, die einen völlig vergessen lässt, was das für ein Ort ist. Wie war das noch einmal: Wartesaal zum Tod? Ein Mann mit weißen Haaren und rotem Kopf sitzt an einem Tisch, trinkt Kaffee und sagt: »So gut bin ich in meinem ganzen Leben noch nie bedient worden.«

Rudi Gosdschan hat neben dem Grundsatz, den er auf die Bürowand geschrieben hat, noch ein paar andere. Einer davon heißt: Wohnen in der Pflege. Die Menschen in der Herold-Stiftung sind keine abgeschobenen Menschen, die in düsteren Fluren und kahlen Zimmern auf irgendeine Weise zu überleben versuchen. Hier können sie eigene Möbel mitbringen und andere persönliche Erinnerungen, hier wird alles getan, damit das Heim zu seiner eigentlichen Wortbedeutung findet: daheim sein, eine Heimat haben. Von breiten, freundlichen Fluren öffnen sich immer wieder Räume, die wie Wohnzimmer gestaltet sind, Sitzgruppen, Sofas, dazwischen gibt es kleine Nischen zum Sitzen und Ausruhen, auch Rückzugsräume, wenn jemand allein sein will. Und überall stehen Möbel wie aus Großmutters Nachlass: eine alte Nähmaschine, ein Wäscheschrank, eine Anrichte, ein Bügeltisch mit dicker, grauer Wolldecke. »Man muss ein Zuhause-Gefühl erzeugen«, sagt Rudi Gosdschan, und darum will er viele Möbel in seinem Heim haben, die denen gleichen, die seine Gäste auch bei sich zu Hause in ihren Wohnungen hatten.

Jedes Detail ist hier durchdacht, vom immer wieder wechselnden Fußbodenbelag, der für die Bewohner eine Orientierungshilfe bedeutet, bis zu den Bildern an der Wand, von den freundlichen Farben und den Trockenblumenkränzen bis zu den Terrassen mit den weiten Ausblicken auf die Berge der Umgebung. Es gibt eine Kapelle, in der Gottesdienste für beide Konfessionen abgehalten werden. Wer zu gebrechlich ist, um persönlich anwesend zu sein, kann in seinem

Zimmer im Fernsehen zuschauen. Ein großer Garten ist angelegt, Strandkörbe zum Ausruhen stehen auf der Wiese, ein Gartenhaus, ein Teich, Blumenbeete, Spazierwege, und alle paar Meter trifft man auf eine Tafel mit einer Quizfrage zur Botanik oder Tierwelt – ständige Stimulierung und Aktivierung der Bewohner, das ist ein großes Anliegen von Rudi Gosdschan. Selbst im Urlaub lässt ihn sein Heim nicht los. In Tunesien hat er besonders hübsche Kacheln gesehen, also hat er sie mitgebracht und in einem der Badezimmer anbringen lassen.

Es gibt einen zweiten Garten auf dem Gelände des Hauses, »Garten der Sinne« wird er genannt. Er ist nur von der geschlossenen Abteilung aus zu erreichen, die hier »beschützender Wohnbereich« heißt. Ebenerdig können hier die Demenzkranken hinausgehen, auf langen, krummen Rundwegen, die mit roten Pflastersteinen farblich abgesetzt sind, können dem für ihre Erkrankung typischen Bewegungsdrang nachgeben, ohne Gefahr zu laufen, sich zu verirren. Einen Hasenstall gibt es da und ein Hühnerhaus, Hochbeete, die auch Alte gut bewirtschaften können, weil sie sich nicht bücken müssen. Nischen, Sitzgruppen, Treffpunkte, dieser Garten ist eine Oase – und auf einmal ist man umgeben von Tönen, die aus den Lüften zu kommen scheinen, Sphärenklänge. Acht Lautsprecher sind hier an acht verschiedenen Punkten installiert, je nach Standort verändern sich Lautstärke und Mischungsverhältnis der Töne. Eine Musik aus Jazz, Klassik und Meditationsklängen, und dazwischen immer wieder Vogelstimmen, das Rauschen eines Wasserfalls. Die beruhigende Wirkung dieses Gartens scheint nicht gering zu sein. In anderen geschlossenen Abteilungen versammeln sich die Patienten oft vor der Ausgangstür, sie wollen in die Freiheit und zeigen diesen Wunsch durchaus auch aggressiv. Hier im Herold-Heim steht niemand vor der Ausgangstür.

Ein weiterer Grundsatz von Gosdschans Pflegephilosophie heißt: Ich bin etwas wert. Das sollen die Bewohner hier, so oft es nur geht, erfahren. »Menschen müssen eine Aufgabe bekommen.« Darum hat er in den einzelnen Wohnbereichen Küchen einbauen lassen. Da die Besetzung der Pflegeheime vorwiegend aus Frauen besteht und diese Frauen in ihrem Leben meist viel mit Haushalt und Küche zu tun hatten, können sie nun auch hier im Heim der Beschäftigung nachgehen, die früher ihr Alltag war. Also wird hier gebacken und gekocht, wird die Küche unterstützt, die das Pflegeheim beliefert. Da spüren sie, sagt Gosdschan, dass sie nicht abgeschrieben sind. »Aber es müssen sinnstiftende Tätigkeiten sein, nicht Seidenmalerei.«

Und weil es ihm so wichtig ist, dass Menschen Aufgaben bekommen, hält er nun ein kleines Plädoyer für Doppelzimmer im Pflegeheim. Hier in Karlstadt können sich die Bewohner aussuchen, wohin sie wollen, es gibt jeweils zur Hälfte Einer- und Zweierzimmer. »Und da erlebe ich Leute, die so vereinsamt sind, dass sie lieber ins Doppelzimmer gehen.« Das führe dann dazu, dass sie beginnen, neue Aufgaben zu übernehmen, dass sie sich um die Mitbewohnerin oder den Mitbewohner kümmern. Ihr Leben bekommt einen neuen Sinn. »Und wieder haben sie die Erfahrung: Ich bin etwas wert.«

Und noch ein Grundsatz: »Nicht dem Leben Jahre, sondern den Jahren Leben geben.« Darin verbirgt sich der entscheidende Unterschied zu anderen Einrichtungen. Was sind die Jahre wert, wenn sie Jahre der Traurigkeit sind, der Passivität? Also wird hier alles getan, um Leben ins Leben zu bringen. Es gibt Aktivitäten und Angebote aller Art – bis hin zum Internetcafé, gewiss eine Rarität in Pflegeheimen. Es gibt Ausflüge im Pferdeplanwagen oder mit dem Dampfschiff auf dem Main. Und es gibt Zeiten, da macht das Pflegeheim – Urlaub. Sieben Tage lang. Im Thüringer Wald waren sie schon, in Südtirol, in Venedig. Nicht alle können da mit, aber wer noch irgendwie beweglich ist, und sei es im Rollstuhl, der darf fahren. Die Bewohner sollen sehen, sagt Gosdschan, dass wir uns Mühe geben: »Ihr seid uns das wert.«

Welche Mühe man sich gibt, zeigt am besten der seltsamste Raum im ganzen Heim, und einen seltsamen Namen hat er auch: Snoezelenraum. Das ist eine Verquickung der beiden holländischen Wörter »snuffelen« (schnüffeln) und »doezelen« (dösen). Rudi Gosdschan bittet nun darum, vor der Tür des geheimnisvollen Zimmers zu warten. Er geht voran in den leicht abgedunkelten Raum, schließt die Tür, man hört ihn kurz rumoren, dann heißt er einen nachkommen, und man tritt ein in eine Wunderwelt. Ein Projektor wirft bunte, sich drehende Farbkreise an die Wand, die Farben scheinen zu fließen, aus Lautsprechern dringt ruhige Meditationsmusik, Wasser plätschert, aus einer Ecke quellen Düfte, an den Wänden sind Spiegel aufgehängt, eine Lichterkette blinkt. In der Mitte des Zimmers steht ein Wasserbett, und wer sich darauf legt, kann ein Wunder an Entspannung erleben. Das Wasser nimmt die Vibrationen der Musik auf und überträgt sie auf den Liegenden, Klänge werden fühlbar gemacht, Töne werden körperlich. »Snoezelen« ist die Stimulierung aller Sinne. Damit sollen insbesondere demente Menschen erreicht werden, die auf den üblichen Wegen nicht mehr ansprechbar sind; aber auch bei Patienten mit eingeschränkter Mobilität werden manchmal erstaunliche Erfolge erzielt. Der Heimleiter erzählt, wie er einmal eine ältere Frau hierherbrachte, die so krumm ging, dass man Angst haben musste, sie könnte umfallen. »Nach einer halben Stunde auf dem Wasserbett im Snoezelenraum ist sie beinahe aufrecht wieder hinausgegangen.« Rudi Gosdschan ist so angetan davon, dass er mittlerweile zwei mobile Geräte angeschafft hat, mit denen die Effekte des Snoezelen in etwas reduzierter Form auch direkt an den Betten von Patienten hervorgerufen werden können, die es nicht mehr schaffen, in diesen Raum der Sinne zu kommen.

Manchmal übrigens gehen auch die Mitarbeiter des Heims nach dem Dienst schnell mal zum Snoezelen. Wenn der Arbeitstag besonders hart war.

Werden in anderen Pflegeheimen Kataloge der Unmöglichkeiten geschrieben, dann ist das Heim in Karlstadt ein Haus der Möglichkeiten.

Natürlich ist so ein Heim begehrt, natürlich gibt es eine Warteliste, wobei die Dauer zwischen Anmeldung und Einzug sehr, sehr verschieden lang sein kann. Wann in einem Pflegeheim Plätze frei werden, ist eben nicht kalkulierbar. Aber in besonders schwierigen Situationen, bei Notfällen, da weiß es der Heimleiter oft so einzurichten, dass Pflegebedürftige auch kurzfristig aufgenommen werden können. Wie gesagt, ein Haus der Möglichkeiten.

Und jetzt sagen Sie, Herr Gosdschan, wer kann das bezahlen? Was kostet dieser Luxus?

Dieser Luxus kostet im Einzelzimmer in der teuersten Kategorie, also in Pflegestufe III, pro Tag 90,72 Euro. Macht bei einem Monat mit 30 Tagen 2721,60 Euro. Das heißt, das Heim der Herold-Stiftung mit all seinen Angeboten, mit seiner überdurchschnittlichen Ausstattung liegt bei den Preisen am unteren Ende der Skala.

Wie kann das sein?

Kein Problem, sagt Rudi Gosdschan, mit diesem Geld sei ein Pflegeheim durchaus zu finanzieren (»und wir zahlen Tarif!«), solange kein Gewinn erwirtschaftet werden muss wie bei den kommerziellen Betreibern. Und solange nicht das Geld, das das Heim bringt, abgezweigt wird für andere Projekte, wie das bei den gemeinnützigen Trägern gang und gäbe sei. Da muss noch ein Frauenhaus finanziert werden, ein Jugendprojekt, eine Behindertenwerkstatt. Hier in Karlstadt aber bleibt das Geld im Haus. Nein, das Jammern über fehlende Finanzen sei falsch. Geld ist nicht das Problem der Pflege. Ein gutes Pflegeheim ist bezahlbar.

Man kann in Karlstadt bei Würzburg das Staunen lernen.

Natürlich, für die ganzen Extras, für die Feinheiten und Besonderheiten, da braucht es dann schon ein bisschen mehr: gute Beziehungen zur örtlichen Handwerkerschaft zum Beispiel, gute Kontakte zu potenziellen Spendern, einen tatkräftigen »Freundeskreis der Herold-Stiftung« – und ein paar Leute, die sich für dieses Heim, für diese Idee von einem besseren Heim aufopfern. »Na gut«, sagt Rudi Gosdschan, »nach der zweitausendsten Überstunde habe ich aufgehört zu zählen.«

Als er 17 war, ist er in diesen Beruf gekommen, »am ersten Tag habe ich mich übergeben müssen«. Aber er hielt durch. Weil er ein großes Ziel hatte. Nach Afrika wollte er gehen, in die Entwicklungshilfe. Machte eine Sanitäterausbildung bei der Bundeswehr, dann sollte es losgehen. Es kam anders, seine Familie brauchte ihn in Deutschland. Also blieb er hier – und wurde eben ein Entwicklungshelfer der anderen Art. Ein Entwicklungshelfer der Altenpflege.

»Wir leben in einer menschenverachtenden Zeit«, sagt Rudi Gosdschan. Aber genau das hat ihm wohl den Antrieb für seine Arbeit gegeben, für seine Unermüdlichkeit. Dagegen angehen, das Gegenprogramm propagieren: die Wertschätzung des Menschen. Nicht nur gegenüber den anvertrauten Alten, auch gegenüber den Mitarbeitern. »Ich verstehe meinen Job als Dienst. Und der Heimleiter muss das vorleben. Der muss Praxisbezug haben.« Im Fall Gosdschan geht der Praxisbezug so weit, dass er irgendwann einmal wissen wollte, wie es sich anfühlt, wenn alte Menschen gezwungen sind, Windeln zu tragen. Also hat er sich selbst eine Altenwindel angezogen. Es muss kein schönes Gefühl gewesen sein. Aber jetzt kann er mitreden, jetzt weiß er, wovon er spricht.

Rudi Gosdschan zündet sich ein Zigarillo an. Früher hat er Pfeife geraucht, in seinem Büro sind auf einem mächtigen Schrank von der einen Wand bis zur anderen Tabaksdosen gestapelt. »Wir gehören schon zu den Exoten«, sagt er dann. Weil er einfach nicht aufhören kann, neue Ideen für seine Alten zu haben oder für seine Mitarbeiter. Weil genug noch niemals genug war. Er denke eben anders, ein bisschen quer, ein bisschen ungewohnt. Jetzt spinnt der Gosdschan wieder, sagen die Leute.

Siebtes Kapitel

In der Falle

Der Vater wartete. Der Sohn kam nicht zurück und die Tochter auch nicht. Er lag in seinem Bett, lauschte, ob die Haustür unten ging, und wartete schon mehr als zwei Stunden.

Die Geschwister saßen immer noch in dem Café gleich neben dem Pflegeheim, aus dem sie geflohen waren, dieser »Seniorenresidenz«, die keine war. Sie saßen da und wollten nicht gehen. Weil sie weder wussten, was sie dem Vater sagen sollten, noch, wie sie es ihm sagen sollten.

»Geh jetzt«, sagte der Sohn, »geh jetzt nach Hause.«

»Wie? Du allein? Heute Abend und heute Nacht?«, fragte die Schwester. »So haben wir das nicht ausgemacht.«

Aber der Bruder bestand darauf, sie müsse sich jetzt wieder einmal bei ihrem Mann sehen lassen und bei den Kindern; die brauchten sie doch, auch wenn sie schon fast erwachsen seien. Bei ihm selbst sei das einfacher, seine Familie reise schließlich erst morgen an. Sie solle nach Hause gehen und Kräfte sammeln, die werde man in den nächsten Tagen brauchen. Außerdem sei es vielleicht nicht das Schlechteste, wenn er einmal mit dem Vater für ein paar Stunden alleine sei. Womöglich tue das ihrem Verhältnis ganz gut, er habe da so ein Gefühl. Es sei ja auch nur für kurze Zeit, der Vater wolle doch immer so früh schlafen. Nein, nein, die Schwester solle jetzt gehen, er mache das schon.

Während er das sagte, kam sich der Sohn ein bisschen heroisch vor und ziemlich ängstlich zugleich. Denn was er dem Vater zu sagen hatte, war schließlich nicht wenig dramatisch:

Die Hoffnung, auf die er vermutlich alles gesetzt hatte, war zerstoben. Aber er hatte die Schwester nicht nur ihr zuliebe nach Hause geschickt, er konnte sich tatsächlich vorstellen, dass sich der Vater möglicherweise ein Gespräch mit ihm unter vier Augen wünschte, vielleicht würde er sogar über seine Trauer, seine Gefühle reden wollen. Das wäre zwar beinahe ein Wunder, der Sohn konnte sich nicht erinnern, dass der Vater das jemals in seinem Leben getan hätte. Aber wann, wenn nicht jetzt, war der richtige Zeitpunkt für ein Wunder?

Der Vater lag oben in der ersten Etage in seinem Bett, und an diesem Nachmittag wollte er nicht mehr hinunter ins Wohnzimmer gebracht werden. Es sei schon spät, bald 17 Uhr, es lohne sich nicht mehr, und der Sohn dachte, jetzt macht er mir Vorwürfe, weil wir so lange gebraucht haben, immer hat er mir Vorwürfe gemacht, dass ich zu spät komme, sein ganzes Leben lang Vorwürfe. Aber er sagte nichts dazu. Er sagte ihm vielmehr, was er und seine Schwester im Pflegeheim gesehen hatten.

Der Vater saß leicht aufgerichtet im Bett, er hatte sich ein Kissen unter den Rücken geschoben und sah seinen Sohn, der vor ihm auf einem Stuhl Platz genommen hatte, schräg von unten an. Misstrauisch sah er ihn an, keineswegs überzeugt von den Ausführungen des Sohnes. Unwillig, geradezu aufsässig starrte er ihn an.

»Dieses Haus«, fragte er, »dieses Haus?« Die Stimme war ganz hoch, unnatürlich hoch und spitz, der Vater sprach ansonsten in einem fülligen, weichen Bariton. »Das ist ein gutes Haus«, und jetzt war es beinahe ein Schreien, ein dürres Schreien, ein gepresstes Herausplatzen der Stimme. Er habe es damals von einem Bekannten empfohlen bekommen, einem sehr guten Bekannten, auf den Verlass sei, es sei lange her, er wisse auch nicht mehr, wann. Aber dieser Bekannte habe die besten Erfahrungen damit gemacht, die allerbesten, es könne einfach nicht wahr sein, was der Sohn ihm da erzähle, das sei kein Misstrauen, aber hier müsse ein Irrtum vorliegen, etwas anderes sei gar nicht denkbar. Ob der Sohn das Haus vielleicht verwechselt habe, in einem ganz anderen Pflegeheim gewesen sei, möglicherweise in der Nachbarschaft? Das Beste sei, sie führen morgen früh noch einmal dorthin, er und der Sohn, das wolle er sich jetzt doch persönlich ansehen. Und dass es dort keine Einzelzimmer gebe, was für ein Unsinn, ein ausgemachter Unsinn, in so einem Haus seien Einzelzimmer geradezu eine Selbstverständlichkeit, kurzum, er müsse das jetzt selbst sehen. Und die Stimme wurde immer dürrer und immer schneller.

Da begriff der Sohn, dass der Vater gerade um sein Leben redete. Es durfte einfach nicht wahr sein. Es durfte nicht sein, dass dieses Heim, für das er Geld bezahlt hatte, das er über all die vergangenen Jahrzehnte als letzte Sicherheit begriffen hatte, als Versicherung gegen alle Nöte, wenn einmal der Tag X anbräche, dass sich dieses Heim als Fehlgriff erwiese. Es durfte nicht sein, es konnte nicht sein, es ging gar nicht mehr um die Qualität des Pflegeheims, um ein besseres, um ein schlechteres, es ging jetzt ums Leben.

Das hatte der Sohn verstanden. Und er sah zum ersten Mal, seitdem er gestern Vormittag in der Vaterstadt angekommen war, dass die Augen des Vaters wie von Feuchtigkeit glänzten.

»Hast du dir das Pflegeheim denn nie selbst angeschaut?«, wollte der Sohn wissen.

»Natürlich«, sagte der Vater, »damals mit der Mutter«, und er hatte wieder dieses Aufsässige in der Stimme. Er habe es genau von außen angesehen, überdies den Katalog studiert, der Sohn wisse ja, diesen Katalog, den er im grünen Aktenordner abgeheftet habe. Und, wie gesagt, es sei eben der gute Tipp eines guten Bekannten gewesen.

Ob er sonst noch jemanden kenne, der in diesem Heim gewesen war?

Der Vater kannte keinen.

Da stieg eine Welle des Zorns, der Empörung im Sohn auf, und er musste an sich halten, dass er nicht loszuschreien begann, hier im Schlafzimmer, am Bett des Vaters. Wieder wütete es in seinem Kopf, diese Sorglosigkeit, diese unglaubliche Sorglosigkeit des Vaters, der offenbar wirklich gedacht hatte, er könne mit einer Einlage von tausend Mark die Probleme des Alterns aus der Welt schaffen. Was für ein Versagen, der Vater hatte sich um nichts, um gar nichts gekümmert. Nicht einmal besichtigt hatte er das Heim – aus Angst wahrscheinlich, die Illusion der Vorsorge für die Tage der Gebrechlichkeit könnte in sich zusammenstürzen. Alles hatte der Vater penibel vorbedacht, vor Jahren schon in jenem Aktenordner niedergelegt, das Lokal für die Leichenschmaus ausgesucht, den Text für die Todesanzeige formuliert, die Liste der Trauergäste angelegt – aber das Wichtigste, die Frage des Weiterlebens, hatte er einfach weggeschoben. Wie nachlässig, wie unverantwortlich.

Und jetzt sitze ich da, dachte der Sohn, jetzt habe ich den Vater am Hals und nicht die geringste Ahnung, was ich mit ihm machen soll. Ich sitze in der Falle. Ganz tief in der Falle.

Gleichzeitig schämte sich der Sohn seiner ungestümen Aggression. Warum nur wurde er plötzlich so wütend auf den Vater? Auf den kranken Vater, den hilflosen Vater, den bemitleidenswerten Vater, dem gestern – es war erst gestern! – die Frau gestorben war, mit der er über fünfzig Jahre verheiratet gewesen war, ein ganzes Leben. Wer wollte sich da über den Vater erheben, sein Nichtstun schelten? Und seine renitente Ungläubigkeit, was das Pflegeheim anging?

Ist doch nichts anderes als Ausdruck seiner Not. Nein, sagte sich der Sohn, er hat meinen Zorn nicht verdient. Aber dieser Zorn war da und ließ sich nicht vom guten Willen wegdiskutieren. Er war so groß wie die Hilflosigkeit. Und der Zorn sprang umher, wie er wollte. Richtete sich gegen den Vater, richtete sich gegen den Sohn selbst: Warum hatte er das nicht geahnt? Warum hatten er und die Schwester nicht schon vor Jahren auf eigene Faust Pflegeheime erkundet? Es musste doch auch andere geben als die beiden, die sie gesehen hatten. Oder gab es so etwas wie gute Pflege gar nicht? Er hatte keine Ahnung und beschimpfte sich dafür. Bei etwas so Existenziellem, da durfte man doch nicht einfach keine Ahnung haben. Das war unverzeihlich. Das führte geradewegs in die Falle.

In diesem Moment schwor sich der Sohn, er würde das für sich anders machen, ganz, ganz anders. Er würde sich schon jetzt informieren, er und seine Frau würden sich beraten lassen, Erkundigungen einziehen. Aber nicht so vage von irgendwelchen Bekannten, nein, sie würden anfangen, Pflegeheime zu besichtigen. Bis sie schließlich unter tausend schrecklichen das richtige gefunden hätten, das richtige Heim für den Tag X. Gleich nächste Woche würde er damit beginnen. Damit ihm nie das geschehe, was jetzt dem Vater widerfuhr. Und der Sohn nahm sich vor, ausführlich mit seinen Kindern darüber sprechen, wie das alles zu sein habe, wenn er einmal alt und gebrechlich wäre. Damit sie nicht in die Falle gerieten, in der er jetzt saß.

Eigentlich, fand er, müsste das noch viel weiter gehen: Die Menschen, alle Menschen sollten endlich anfangen, über das Alter zu reden, und zwar nicht über das Mallorca-Alter der rüstigen Rentner, sondern über die Zeit der Gebrechlichkeit. Wie kann man da am besten leben, wie kann man verhindern, dass aus Pflegefällen Abgeschobene werden? Welche Alternativen gibt es zum Heim? Betreutes Wohnen, Alten-WGs, Generationenhäuser – er hatte davon gehört, auch hie und da etwas gelesen, aber er hatte keinen wirklichen Begriff davon, was das im Einzelnen bedeutete. Sofort wollte er mit seiner Frau darüber reden, wenn er wieder zurück in seiner Stadt wäre, Pläne machen fürs Alter. Er wollte ein Missionar des Alters werden, wir müssen ganz neue Formen fürs Altsein ersinnen, dachte er, das ist gut für uns, und das ist gut für unsere Kinder. Dann weiß jeder, woran er ist. Und die Schulen, er war jetzt mit Eifer dabei, die müssten ein Unterrichtsfach »Alter« bekommen, in dem jeder schon frühzeitig lernt, was später einmal zu tun ist. Ach was, unterbrach er sein Ungestüm, warum soll man die Jugend schon so frühzeitig mit dem Alter belasten? Also, das mit der Schule ist gestrichen. Aber nächste Woche fange ich auf jeden Fall an, mir ganz entschiedene Altersgedanken zu machen.

So sprangen seine Gedanken hin und her, und das Schlafzimmer war immer noch voll von Aggressionen, aber weder der Vater redete darüber noch der Sohn. Der stand auf, ging die Treppe hinunter, schnitt in der Küche Wurst und Käse auf, brachte es dem Vater zum Abendbrot und versuchte, seine Wut hinunterzuschlucken. Er redete über Belangloses, aber das hatte er mit dem Vater noch nie so recht gekonnt, kam dann auf den Beerdigungstag der Mutter, wie viel da noch zu organisieren sei, ob der Vater, der Musik-Vater, denn schon überlegt habe, was bei der Trauerfeier am besten gespielt werden solle. Und er lauerte darauf, ob der

Vater eine Regung erkennen ließ, jetzt, da sie über die Beerdigung sprachen, ob er seine Aufsässigkeit aufgab, ob er die Waffen streckte, gezeichnet von Trauer und Hoffnungslosigkeit. Aber der Vater war wie stets, steif und unnahbar, ließ den Sohn nicht teilhaben an seinen Gefühlen, verweigerte wieder und immer noch den Menschen, den der Sohn sein ganzes Leben gesucht hatte. Aber warum sollte der Vater jetzt ein anderer sein, ausgerechnet in einer der schwierigsten Stunden seines Lebens? Doch, dachte der Sohn, doch, doch, vielleicht gerade deshalb.

Er versuchte, sich in seinen Vater hineinzuversetzen: Wie der da im Schlafzimmer lag, ganz plötzlich ohne Frau, nichts hatte sich angekündigt, nichts auf einen kommenden Herzinfarkt hingedeutet, so, dass er hätte vorbereitet sein können. Auf einmal war sie nicht mehr da, unvorstellbar, es war, dachte der Sohn, doch so etwas wie Liebe zwischen den Eltern gewesen, auch wenn es nicht immer danach ausgesehen hatte, doch, doch, es war Liebe, ganz gewiss. Und jetzt hat er diese Liebe verloren und weiß nicht, was morgen und was übermorgen sein wird. Er weiß nur, da ist dieser Sohn, der macht irgendetwas, aber was der wirklich macht und wirklich denkt, das weiß ich nicht. Der kümmert sich, aber wie sehr kümmert er sich? Der will möglichst schnell wieder weg, das habe ich längst gemerkt, will zurück in seine Stadt, zu seiner Frau, seiner Familie, zu seinem Beruf, der wollte doch immer schon weg. Aber jetzt, immerhin, jetzt tut er was. Nur, was kann er tun? Dieses verdammte Pflegeheim, warum bloß habe ich mir das nie angesehen? Wird schon wahr sein, was der Sohn sagt, warum sollte der lügen? Natürlich fahren wir da morgen nicht hin, was er gesehen hat, ist bestimmt wahr. Ich in einem Doppelzimmer? Niemals. Nie, nie, niemals. Warum hab ich's mir nicht angesehen?

Der Sohn saß im Wohnzimmer. Und hörte, wie ihn der Vater rief. Ob er ihm noch ein Glas Mineralwasser bringen könne? Er wolle nämlich jetzt bald das Licht löschen. Eine Schlaftablette habe er schon genommen. Und, was er noch sagen wolle, zu diesem Pflegeheim müsse man morgen nicht mehr fahren. Der Sohn habe gewiss recht. Er erinnere sich jetzt, vor gar nicht langer Zeit habe ihm jemand erzählt, die goldenen Zeiten dort, die seien mittlerweile auch vorbei. Habe er ganz vergessen, gute Nacht.

Der Sohn ging wieder zurück ins Wohnzimmer, wo er und die Schwester in der vergangenen Nacht das Lager aufgeschlagen hatten. Er stellte das Fernsehen an und stellte es wieder aus. Er nahm die Zeitung und legte sie weg. Er telefonierte mit seiner Frau und war froh, dass sie mit den Kindern morgen Nachmittag kommen würde, aber das Telefongespräch war kurz. Dann rief seine Schwester an, und er erzählte ihr, wie der Vater den Bericht über den Besuch im Pflegeheim aufgenommen hatte. Aber auch dieses Gespräch dauerte nur wenige Minuten. Der Sohn merkte, dass er nicht reden wollte an diesem Abend. Er wollte auch nichts anderes. Er spürte, dass es heute wieder genauso war, wie es immer war im Elternhaus. Dass es so war, als er ein kleiner Junge war; dass es so war, als er die Pubertät durchlitt; dass es so war, als er als Student an Weihnachten nach Hause kam; dass es so war, als er als Erwachsener die Eltern immer wieder besucht hatte. Es war jedes Mal so, wie es an diesem Abend war: Er fühlte sich schuldig.

Er hätte die Lateinklassenarbeit nicht in den Sand setzen sollen, hätte einfach ein paar Vokabeln mehr pauken müssen. Er hätte die Mutter nicht anlügen sollen, er gehe zum Leichtathletik-Training, um sich heimlich mit dem Mädchen aus der Nachbarschule zu treffen. Er hätte sein Studium schneller beenden sollen, aber wie hätte er seinen Eltern begreiflich machen können, dass damals, Ende der sechziger Jahre, vieles an der Universität so viel wichtiger war als ein Staatsexamen? Und er hätte jetzt vorbereitet sein sollen auf diesen Ernstfall. Er hätte, er hätte, und er hätte.

Hört das denn nie auf?, dachte er. Wird das vielleicht sogar schlimmer, wenn man älter wird? Sohn sein ist Sohn sein ist Sohn sein.

Und wenn du Sohn bist, dann bist du schuldig.

Er schüttelte sich. Lieber schlafen gehen jetzt.

Der nächste Tag war voller Betriebsamkeit. Die Schwester kam am Vormittag, besorgt, wie es dem Bruder wohl ergangen sei, wie der Vater das alles aushalte. Es kam der Mann vom Bestattungsinstitut noch einmal, letzte Fragen der Beerdigung zu besprechen. Es kam der Pfarrer, noch ein paar Details der mütterlichen Biographie zu klären, der Trauerrede wegen. Und es kam der Schwester plötzlich in den Sinn, dass man dringend einen Rollstuhl organisieren müsse, damit der Vater an der Beerdigung seiner Frau überhaupt teilnehmen könne. Das Grab lag weit entfernt von der Aussegnungshalle, wo die Trauerzeremonie stattfinden sollte, der Vater konnte dorthin nicht anders als im Rollstuhl gebracht werden. Es kostete die Kinder in dieser Ausnahmesituation wenig Mühe, den Vater davon zu überzeugen, dass es diesmal nicht anders gehe.

»Hast du geschlafen letzte Nacht?«, fragte der Bruder.

»Eigentlich nicht.«

»Hab ich mir gedacht.«

Der Bruder holte ein paar Sachen aus dem Kühlschrank, begann Salat zu putzen und Tomaten zu schneiden.

»Ich mach ihm zwei Spiegeleier dazu, ich hab jetzt keine Lust, richtig zu kochen.«

Die Schwester hatte auch keine Lust, aber sie wusste, dass der Vater zeit seines Lebens ein vehementer Salathasser war. Ich kenne ihn wirklich nicht, dachte der Sohn, es ist einfach Jahrzehnte her, dass ich mit ihm den Alltag geteilt habe. Ich war immer so weit weg, und jetzt auf einmal bin ich so nahe dran wie noch nie. Ich weiß so vieles nicht, vielleicht hätte ich mehr fragen sollen, es ist meine Familie, aber manchmal kommt mir alles so fremd vor.

Er brachte dem Vater trotzdem den Salat. Und der Vater aß klaglos.

»Und jetzt?«, sagte die Schwester später.

»Es gibt die Gelben Seiten«, sagte der Bruder.

Die Schwester sah ihn verständnislos an.

Und der Bruder setzte ihr auseinander, worüber er in seiner schlaflosen Nacht nachgedacht hatte. Es gebe doch jede Menge Pflegedienste, sagte er, private, öffentliche, staatliche, städtische, katholische, evangelische. Da müsse doch etwas zu organisieren sein. Wenn es im Pflegeheim nicht gehe, dann eben mit einer 24-Stunden-Betreuung zu Hause. Das könne doch nicht so kompliziert sein, man müsse nur den richtigen Dienst finden, wer weiß, vielleicht sei das ja die Lösung. Er werde sich jetzt mal darum kümmern.

Er hatte sich nicht geirrt. Das Telefonbuch listete seitenlang das Beste vom Besten auf. Examiniertes Pflegepersonal, ausgebildetes Pflegepersonal, ausgesuchtes Pflegepersonal. Rund-um-die-Uhr-Hilfe, 24-Stunden-Betreuung, wir beraten Sie, wir kommen sofort, wir sind für Sie da. Ein Füllhorn der Dienstleistungen. Wer sagt's denn?, dachte der Sohn.

Es ließ sich auch gleich gut an. Nicht so wie bei den mühseligen Telefonaten, als er einen Platz für Kurzzeitpflege gesucht hatte. Nein, kein Problem, hieß es schon beim ersten Anruf, Betreuung rund um die Uhr, schon von morgen an, machen wir gerne, ist uns eine Freude. Wie schön, sagte der Sohn, von übermorgen an würde genügen, wohin er denn kommen solle, er würde am liebsten sofort vorbeischauen und den Vertrag unterzeichnen. Und, übrigens, wie hoch denn der Preis sei? 24 Stunden, sagte die Frau am Telefon, das seien drei Schichten, ausgebildete Kräfte selbstverständlich, ganz exakt würde sie das später ausrechnen, aber überschlagsweise seien das gut 10 000 Euro im Monat.

10 000 Euro?

Der Vater sei doch gewiss in der Pflegeversicherung eingestuft? Ja, ja, Stufe III, die höchste. »Wie schön, da bezahlt ja dann die Kasse.«

»Ich weiß, 1432 Euro im Monat.«

»Na, bitte.«

Er müsse noch einmal darüber nachdenken, sagte der Sohn und legte auf.

Dann starrte er das Telefon an und schüttelte den Kopf. Er schüttelte den Kopf über sich selbst. Wie hatte er bloß so naiv sein können anzunehmen, eine professionelle Pflegekraft sei 24 Stunden am Tag zu finanzieren? Das waren ja mindestens drei Personen, die da zu bezahlen wären. Wie dumm von ihm, überhaupt anzurufen, er hätte es wissen müssen. Also lohnte es sich auch nicht, bei anderen dieser verheißungsvollen Anzeigen anzurufen. Die Antwort war klar: unbezahlbar.

Der Sohn überlegte weiter: In der Nacht, da brauchte der Vater eigentlich keine Fachkraft, da genügte es, wenn einfach jemand im Haus wäre, der ihn im Notfall auf die Toilette bringen könnte. Vielleicht ließe sich irgendeine Person finden, ein Student vielleicht, der einen Nebenverdienst brauchte und für ein paar Euro die Nacht im Vaterhaus verbrachte. Ja, dachte er, das könnte eine Lösung sein, und der

Sohn fühlte neuen Mut wachsen. Aber schon zwei Gedanken später ließ er den Mut wieder sinken. Was nützte es, wenn die Nachtschicht eingespart würde? Die Kosten lägen dann immer noch bei etwa 7000 Euro. Selbst wenn er einen günstigeren Pflegedienst fände, wenn er die 1432 Euro der Pflegeversicherung in Rechnung stellte, sogar wenn er und die Schwester nach Kräften etwas dazulegten, das war nie und nimmer zu finanzieren, er konnte es drehen und wenden, wie er wollte. Das Modell private Pflege rund um die Uhr war nicht praktikabel.

Und er resümierte: Das Heim für Kurzzeitpflege – ein Reinfall. Die »Seniorenresidenz« – ein Reinfall. Rund-um-die-Uhr-Pflege zu Hause – unbezahlbar. Gab es noch etwas? Irgendetwas, an das er bisher nicht gedacht hatte? Er grübelte und grübelte, ihm fiel nichts ein. Er war am Ende seiner Phantasie. Er lief zu seiner Schwester und erzählte ihr von seinem Telefongespräch. Sie machte ein Gesicht, als sei sie nicht sonderlich überrascht.

Es musste doch einen Ausweg geben. Es musste.

Dann brach der Familientrubel über die Geschwister herein. Der Sohn fuhr zum Bahnhof, Frau und Kinder abholen. Die Schwester machte Einkäufe, ihr Mann und die beiden Kinder würden auch zum Abendessen ins Vaterhaus kommen, die Familie war plötzlich eine Großfamilie geworden. Der Bruder und die Schwester hatten sich das so ausgedacht, wollten ein bisschen Leben ins Haus bringen in der Hoffnung, dem Vater würde ein wenig Abwechslung am Abend vor der Beerdigung guttun, die fünf Enkel könnten ihn vielleicht auf andere Gedanken bringen.

Für sich selbst sah der Sohn allerdings eher schwarz, was die anderen Gedanken betraf. Es gab nur einen: Wohin mit Vater?

Dann kam der Tag der Beerdigung. Später erzählte die Schwester, sie könne sich an diesen Tag eigentlich gar nicht erinnern, er sei an ihr vorübergezogen wie Rauch, der sich verflüchtigt und auflöst. Sie sei geschüttelt und gepackt gewesen von tausend Gefühlen, von Tränen auch, aber die Gefühle seien nicht bis zu ihrem Innersten vorgedrungen, weil zwischen allem Händedrücken und Bedanken und Organisieren gar kein Platz für wirkliche Empfindungen gewesen sei. Alles sei an ihr vorbeigelaufen, sie sei an- und abwesend zugleich gewesen. Sie könne sich eigentlich nur an den Abend des Beerdigungstages erinnern. An den aber sehr genau.

Dem Sohn war es ähnlich ergangen, es war, fand er, im Grunde kein Tag des Abschiednehmens gewesen. Es war eher ein Tag der Unruhe und der ständigen Sorge, dass alles so verlaufen möge wie vorgesehen, dass es den Trauergästen an nichts fehle und dass in erster Linie der Vater diesen Tag würde bewältigen können; zumindest für ihn sollte es ein Abschiednehmen sein.

Wie es ihm dabei wirklich erging, erfuhr der Sohn nicht. Der Vater zeigte es ihm nicht und niemandem. Er klammerte die Hände fest an die Rollstuhllehnen, und sein Gesicht war bleich und starr und verriet keine Gefühle. Hinterher, im Lokal, das der Vater zur Bewirtung der Gäste ausgesucht hatte, sprach er lange und leise mit einem alten Schulfreund, der angereist war. Der Sohn hätte gerne gehört, was er sagte, aber er verstand nichts, und im Grunde war er froh, dass der Vater überhaupt sprach. Das hatte er in den vergangenen Tagen nur ganz selten getan.

Am Abend hatte der Vater dann schon sehr früh darum gebeten, allein gelassen zu werden. Er wolle den Tag mit sich und seinen Gedanken beschließen, eine Schlaftablette habe er schon bereitgelegt.

So saßen der Sohn mit seiner Frau und die Tochter mit ihrem Mann im elterlichen Wohnzimmer, die Kinder waren ins Haus der Schwester gefahren, sie wollten unter sich sein, sie sahen einander nicht oft. Es war der Abend, an den sich die Schwester später noch so genau erinnerte.

Er begann mit jenen Plaudereien, wie sie häufig Begräbnistage begleiten: Erinnerungen an die Verstorbene, kleine Geschichten, sogar ein paar amüsante Begebenheiten. Die vier im Wohnzimmer waren keine Trauergruppe, die in Tränen schwamm, sie waren meist ernst, aber doch sehr froh, sich gegenseitig hier zu haben. Der Bruder und seine Schwester hatten es schon immer genossen, dass sich auch ihre Ehepartner gut verstanden, es war ein vertrautes Miteinander. Nur eins war ein wenig anders: Die Schwester, die sich ansonsten an solchen Abenden besonders lebhaft zeigte, war ungewöhnlich schweigsam.

Es war gegen neun Uhr am Abend, der Sohn hatte gerade die zweite Flasche Wein geöffnet und fing an, zum ersten Mal in diesen Tagen so etwas wie Spuren eines Entspannungsgefühls zu empfinden. Vielleicht, dachte er, ist es ganz gut, dass wir ein paar Augenblicke mal nicht über das Vater-Problem reden.

Da sagte seine Schwester: »Ich muss es machen.«

»Was musst du machen?«, fragte der Bruder.

»Du machst es ja nicht. Also muss ich es machen.«

»Du meinst, den Vater …?«

»Ja, klar«, sagte die Schwester, »ich muss ihn nehmen.«

»Aber wir haben doch, wir haben doch etwas ganz anderes vereinbart, vorgestern, vorvorgestern.«

»Vorgestern, vorvorgestern. Aber heute ist heute. Und heute haben wir immer noch keine Lösung. Also nehm ich ihn. Ich habe doch gar keine Wahl.«

Sie sagte das mit einer Schärfe in der Stimme, die ihr Bruder nur ganz selten bei ihr bemerkt hatte, eine plötzliche Aggression stand im Wohnzimmer, und der Bruder spürte, dass sie ihm galt.

Man habe doch gesehen, sagte die Schwester, und die Schärfe wurde jetzt auch laut, man habe doch gesehen, dass es keine Lösung gebe. Nirgendwo. Natürlich, man könne noch andere Pflegeheime ansehen in den nächsten Tagen, vielleicht habe man Glück und finde eins, das nicht gar so grässlich sei wie die ersten. Aber grässlich genug würde das trotzdem sein. Nein, sie habe das gestern und heute den ganzen Tag überlegt und auch die Nacht, in der sie nicht schlafen konnte, sie bringe das nicht fertig. Den Vater ins Heim stecken, das könne sie nicht nach allem, was sie gesehen habe, das bringe sie nicht übers Herz. Und eine professionelle Pflege rund um die Uhr sei eben zu teuer.

»Also bleibt doch gar nichts anderes. Einer muss ihn zu sich nehmen. Und weil du es nicht tust«, sagte sie noch einmal, »tu ich es.«

Der Bruder starrte sie verblüfft an, wollte etwas sagen, aber er sagte nichts, nur der Mund blieb ihm offen. Sein Schwager schaute sie an, als hätte er eine Erscheinung.

Die Schwester wandte sich ihm zu. »Ich habe es mir genau überlegt. Zu Hause ist kein Platz, also ziehe ich zu ihm. Und komm mir jetzt bloß nicht mit dem Beruf oder den Kindern. Musst du dich eben mal kümmern. Ich muss das jetzt machen, verstehst du, ich muss.«

Der Schwager schnappte nach Luft.

Die Schwester stieß die Sätze heraus, rau und abgehackt, wie von einer wilden Entschlossenheit gepackt. Und als der Bruder sich endlich anschickte, etwas zu erwidern, da blitzte sie ihn an: Bitte, natürlich könne das Gleiche auch er tun, aber ihm komme das ja nicht einmal in den Sinn. Er würde wieder in seine Stadt fahren und dann zweimal im Jahr zu Besuch kommen, das wisse sie schon jetzt ganz genau. So sei es ja auch in der ganzen letzten Zeit gewesen. Immer habe sie sich um alles kümmern müssen, die Einkäufe besorgen, die Eltern zum Arzt fahren, kleine Ausflüge mit ihnen machen, dieses organisieren und jenes, zur Bank gehen, immer da sein, jede Laune ertragen, während er sich in der Ferne vielleicht mal zu einem seiner spärlichen Telefonate bequemte. Seit Jahren schon habe sie es nicht mehr gewagt, längere Zeit am Stück in Urlaub zu gehen, zwei Wochen oder gar drei. Immer habe sie das Gefühl geplagt: Ich muss da sein, ich muss erreichbar sein, es könnte ja etwas passieren. Was er sich denn gedacht habe, wie dieses Elternhaus in den vergangenen Jahren funktioniert habe? Natürlich habe er das nie überlegt, sie habe ja immer alles gemacht, ihr Leben sei ein einziges Abstrampeln gegenüber den Eltern gewesen.

»Du warst immer der Große, der Tolle«, schrie sie, »du warst der Mann.« Und sie als Frau, so sei es doch in dieser Familie, sie müsse dienen, das werde von ihr erwartet. Ach was, in allen Familien sei das so, die Frauen seien doch immer dran bei der Pflege. Also werde sie jetzt machen, was von ihr erwartet würde, verdammt nochmal.

Und sie stieß die Frau des Bruders zur Seite, als die versuchte, sie in den Arm zu nehmen.

Dann weinte die Schwester.

Es war jetzt lange still im Raum, man konnte die Uhr vom Eichenbuffet her ticken hören. Der Sohn dachte, dass seine Schwester zumindest in einem recht hatte: Sie war es wirklich immer gewesen, die sich um die Eltern gekümmert hatte, zehnmal so viel wie er, ach was, hundertmal. Und es stimmte ja, Pflege war in diesem Land immer noch Frauensache, Töchtersache. Vier von fünf Pflegekräften sind Frauen. Aber die Schwester hatte ihm nie einen Vorwurf gemacht, nie ein Wort gesagt. Sie hat mir die Wahrheit verschwiegen, dachte der Bruder, die ganzen Jahre. Wahrscheinlich hat sie Angst gehabt, unser Verhältnis könnte Schaden nehmen. Aber jetzt, wenn sie das wirklich machte, wirklich die Pflegerin des Vaters würde, dann wäre dieses Verhältnis genauso zerstört. Es wäre eine einzige Verhedderung aus Schuldgefühlen und Schuldzuweisungen. Und nicht nur das, die Schwester war im Begriff, ihr Leben zu ruinieren, alles hinzuwerfen, was sie sich aufgebaut hatte. Es war eine Sache von vielen Jahren gewesen, bis sie in ihrem Beruf Fuß gefasst hatte, aber seit zwei, drei Jahren lief es dort aufs Beste, ein anhaltender Erfolg. Sie konnte doch jetzt nicht einfach abbrechen, wofür sie so lange gekämpft hatte. Das war mehr als ein Opfer, das hieß, sich aufzugeben. Sind Kinder dazu verpflichtet?, fragte sich der Sohn. Dürfen Eltern von ihren Kindern so etwas verlangen? Aber der Vater, der verlangt das doch gar nicht …

»Ich kann es einfach nicht«, sagte die Schwester in die Stille hinein. »Ich könnte nicht damit leben, wenn wir ihn ins Heim tun. Ich könnte nicht mehr ruhig schlafen, ich würde mich schämen vor mir selbst. Das ist doch, wie wenn man jemanden in den Tod schickt.«

Da versuchte die Frau des Bruders, sie noch einmal in den Arm zu nehmen, und diesmal ließ es die Schwester zu.

Sie habe sich das ganz genau überlegt, sagte die Schwester noch einmal, und ihre Stimme war jetzt ein wenig ruhiger und leiser, aber noch immer in jedem Moment in Gefahr umzukippen. Sie habe auch die finanzielle Seite überlegt, sie würde dann ja das Pflegegeld von 665 Euro im Monat bekommen, das die Kasse bei privater, häuslicher Pflege bezahlte. Natürlich müsse auch der Vater etwas zuschießen, und der Bruder könne eigentlich auch etwas beitragen. So habe sie sich das gedacht. Jedenfalls mal fürs Erste. Dann könne man ja weitersehen.

Wieder war nur das Ticken zu hören.

Ich könnte erleichtert sein, dachte der Sohn, aber ich bin es nicht. Natürlich war das eine Verführung: Die Schwester rettet die Situation, er würde noch ein paar Tage in der Vaterstadt bleiben und dann beruhigt nach Hause fahren. Für einen kleinen monatlichen Geldbetrag hätte er sich aus der Verantwortung gekauft. Und das Problem wäre gelöst.

Nichts war gelöst.

Die plötzliche Radikalität der Schwester war ein Notschrei, dachte er, ein Verzweiflungsschrei, der geradezu gewalttätige Versuch eines Befreiungsschlags. Gewalttätig gegen sich selbst, gegen ihren Mann, gegen ihre Kinder. Was sollte er ihr bloß sagen?, dachte der Bruder. Wie geht man mit jemandem um, der offenbar nicht mehr konnte? Und er fing an zu reden, über irgendetwas. Bloß damit etwas gesagt sei, damit die Uhr nicht das einzige Geräusch im Wohnzimmer sei. Er sprach über das merkwürdige Verhältnis von Distanz und Nähe zwischen Eltern und Kindern. Dass Erwachsenwerden bedeutet, Distanz zu gewinnen. Sich zu entfernen von den Eltern, aus deren Obhut, aus deren Fürsorge, aus deren Wohnung, aus deren finanzieller Unterstützung. Sich immer weiter entfernen, das ist Erwachsensein.

Es fängt schon an, wenn du ein Jahr alt bist, begann nun der Mann der Schwester, immer noch mit einem verstörten Blick, als könne er nicht fassen, was da in seine Frau gefahren war. »Wenn du ein Jahr alt bist, dann willst du auf eigenen Beinen stehen, dann fangen die Kinder an fortzulaufen, und die Eltern müssen zum ersten Mal lernen, was Loslassen ist.«

Das sei überhaupt eine der schwierigsten Elternaufgaben, das Loslassen.

Ja, das mit der Distanz sei von der Natur so eingerichtet, sagte jetzt der Sohn fast verschwörerisch zu seinem Schwager, das sehe man auch an der Pubertät: dieses explosive Bedürfnis, anders zu sein als die Eltern, dieses aggressive Davonlaufen. Er habe es doch gesagt: Erwachsen wirst du nur durch Distanz.

Und der Schwager sagte, früher seien die Handwerksburschen auf Wanderschaft gegangen, auf die Walz, wegzugehen von zu Hause habe man geradezu für notwendig erachtet. Oder man denke an die Tradition der »Grand Tour« früherer Jahrhunderte: Junge Menschen sollten die Welt erfahren, sollten heraus aus der Enge des Elternhauses. Eine wahrhaft eigene, individuelle Existenz könne nur entstehen, wenn es zu Abstand zwischen Eltern und Kindern komme, örtlicher Abstand, mentaler Abstand.

Genau, sagte der Sohn, das ganze Leben sei auf Distanz ausgerichtet, doch dann, wenn aus Eltern Pflegefälle werden, müsse plötzlich all das, was mit Mühe und Kraft aufgebaut worden sei, abgebrochen werden. Dann entstehe auf einmal eine Nähe, ja eine körperliche Intimität, wie sie zuvor nie da gewesen sei.

Und der Sohn und der Schwager sprachen weiter, wie das so sei mit dem Selbstständigwerden, und es war ihnen dabei weitgehend entgangen, dass sie ganz allein redeten und die beiden Frauen in dem Kreis kein Wort mehr sagten. Leicht aneinandergelehnt saßen sie auf dem Sofa, und die Worte der beiden Männer fluteten durch das Wohnzimmer und fluteten, als sollte etwas überflutet werden.

Es war die Frau des Sohns, der es schließlich zu bunt wurde. »Habt ihr sonst keine Probleme?«, sagte sie.

Der Sohn wollte aufbrausen, man werde sich doch ein paar Gedanken machen dürfen. Aber er brauste nicht auf, weil er plötzlich begriffen hatte, dass das Schweigen der beiden Frauen womöglich die adäquate Reaktion auf die Situation war.

»Du hast das nicht ernst gemeint?«, fragte er die Schwester.

»Falsche Frage«, sagte die. »Es geht nicht darum, was ich meine oder was ich möchte. Es geht darum, was wir müssen.«

»Es geht auch darum, was wir können«, sagte der Bruder. »Könntest du das? Ihn pflegen?«

»Kann ich nicht, glaube ich. Kann ich mir zumindest nicht vorstellen. Es graust mir davor. Und ich würde verrückt werden, wirklich verrückt werden, das würde mich krank machen.«

»Also hast du's doch nicht ernst gemeint.«

»Verdammt«, sagte die Schwester, und die fast schon besänftigte Wut stieg erneut in ihr hoch, »wie oft soll ich's noch wiederholen? Ich kann's nicht – bloß, ich kann's auch nicht nicht machen. Aber das ist eben nicht die Frage. Wir haben doch gar keine Wahl.«

Und der Bruder sagte: »Es muss eine andere Wahl geben. Wir haben sie bloß noch nicht gefunden. Das schlechte Gewissen ist nicht Grund genug, um dein Leben völlig aus den Angeln zu reißen. Darf nicht Grund genug sein. Wenn du es wegen deiner Schuldgefühle tust, dann hast du die falsche Rechnung gemacht. Weil sofort neue Schuldgefühle über dich herfallen werden: Was habe ich meiner Familie angetan, meinem Mann, meinen Kindern? Und: Was habe ich mir selbst angetan? Man darf nicht umspringen mit dem Leben der anderen. Mit dem eigenen aber auch nicht.«

Ob sie noch ein Glas Wein haben könne, fragte die Schwester.

Die Uhr tickte.

Wieder lag eine lange Stille im Wohnzimmer. Aber es war nicht mehr dieses feindselige Schweigen, es war eher ein Schweigen des Einverständnisses: dass alle an ihre Grenzen gekommen waren, dass die Schwester die Wahrheit am ehrlichsten ausgesprochen hatte, dass ihre Lösung aber keine war. Dass ihre Lösung eine Zerstörung war. Die Schwester würde krank werden, das hatte sie selbst gesagt. Und der Sohn erinnerte sich, dass er davon gelesen hatte, was Pflegenden immer wieder geschieht, dass sie selbst Opfer werden, wenn sie sich aufopfern. »Hidden patients« werden diejenigen genannt, die ihr Engagement, ihr Einsatz, ihre Hingabe selbst erkranken lässt: Sie bekommen Ängste, Depressionen, fallen in Erschöpfungszustände. So würde es seiner Schwester auch ergehen, so viel war gewiss. Sie würde sich ruinieren und alle um sie herum auch.

»Ich wollte dich nicht anschreien«, sagte die Schwester.

»In mir selber schreit's auch dauernd«, sagte der Bruder.

»Was der Vater da oben wohl macht?«, fragte die Schwester, »ob der schläft?«

Sie öffneten die Wohnzimmertür und lauschten ins Treppenhaus. Es war nichts zu vernehmen aus dem ersten Stock.

»Wie muss es dem wohl gehen?«, sagte die Schwester, »es muss furchtbar sein, die Frau beerdigt und keine Ahnung, wie es mit ihm weitergehen wird.«

»Genau wie bei uns«, sagte der Bruder.

»Mit dem Unterschied, dass wir uns haben. Dass wir darüber reden können, wir alle vier. Und er ist ganz allein da oben.«

Achtes Kapitel

Grenzsituationen

Das Wort »allein« kann man nicht steigern, dachte der Sohn, und er fand das falsch. Natürlich, der Vater da oben in seinem Zimmer, der ist allein, ganz allein. Und wir hier im Wohnzimmer sind zu viert. Aber eigentlich sind wir trotzdem unendlich allein. Weil es keine Lösung gibt und keine Hilfe, weil wir nicht wissen, wo sie herkommen sollte. Weil wir einen Ausweg finden müssen, den es offenbar nicht gibt. Mag der Vater auch noch ein bisschen mehr allein sein.

So allein wie der Sohn sind jedes Jahr viele Tausende von Menschen in diesem Land. Sie alle müssen einen Ausweg finden, die Antwort auf die Frage: Wohin mit Vater? Wohin mit Mutter? Nur die wenigsten wissen, dass diese Frage um sie herum tausend Mal gestellt wird, hunderttausend Mal. Und weil sie es nicht wissen, ist jeder allein damit, fühlt sich, als müsste er die Last einer Entscheidung tragen wie kaum einer vor ihm.

Es sind existenzielle Entscheidungen fast jedes Mal. Menschen geraten in Grenzsituationen, ihr Leben wird von nun an von dieser Entscheidung bestimmt, oft auch noch, nachdem der Vater, die Mutter, der Ehemann, die Ehefrau längst gestorben sind. Denn es ist ja nicht nur eine Entscheidung über das Leben dessen, der gepflegt werden muss, es ist auch eine Entscheidung über das eigene Leben. Es geht dabei um Freiheit und um Aufgabe der Freiheit, es geht um Liebe, Sorge und Schuldgefühl, es geht aber auch um Wut, um stille und um laute Verzweiflung und oft genug um Streit in der

Familie. Von alledem erzählen die nun folgenden Geschichten. Es sind kleine Geschichten, weil sie nur einen Ausschnitt zeigen können von dem Großen, das eigentlich in ihnen steckt. Fünf Berichte von Grenzsituationen, von Menschen, die Entscheidungen treffen mussten.

1. Vielleicht ist mein Herz zu klein
Die Geschichte von Marie K.

Marie K. war gerade vierzig geworden, als es begann: Der Vater war gestorben, neunzigjährig, und nach der Beerdigung nahm eine alte Tante Marie K. beiseite. Die Geschwister, fünf waren es insgesamt, müssten jetzt sehen, wo sie ihre Mutter unterbrächten. Allein könne sie, immerhin auch schon 76, nach dem Tod ihres Mannes keinesfalls in der Wohnung bleiben. Man sehe doch, dass sie deutlich Anzeichen von Verwirrtheit zeige. Man müsse etwas tun.

Die Geschwister fanden, dass die Tante – wie stets – übertreibe. Natürlich hatten sie die zunehmende Vergesslichkeit der Mutter bemerkt, auch gelegentliche Momente der Desorientierung. Aber ihren Alltag könne sie durchaus noch bewältigen, fanden sie, zumal der älteste Bruder seine Arztpraxis im Haus der Mutter hatte und täglich nach ihr sehen konnte. Überdies habe die Mutter seit jeher gesagt, dass ein Heim für sie nicht in Frage komme.

Die Zeit verging, die Verwirrtheit nahm zu, und als das sechste Jahr vorüber war, in dem die Mutter ihr Leben allein meisterte, dachten die Geschwister, dass nun wirklich etwas zu geschehen habe. Anzeichen einer fortgeschrittenen Demenz waren nicht mehr zu übersehen, die Mutter verlor zunehmend das Zeitgefühl, konnte Tag und Nacht kaum mehr unterscheiden. Sie weiter allein zu lassen schien gefährlich und verantwortungslos.

Marie K. erzählt:

»Das war der Moment, als ich überlegte, ob ich sie zu mir nehmen soll. Es kann doch nicht sein, dass keines von ihren fünf Kindern dazu in der Lage ist, das ist doch erbärmlich. Warum also nicht ich? Ich habe ohnehin meine drei kleinen Kinder da, habe im Moment keine feste Stelle, ich kann mir die Zeit einteilen, nehme ich sie also dazu. Es wäre ja auch der Klassiker gewesen: Die jüngste Tochter der Familie kümmert sich um die Mutter.

Dann habe ich sie für eine Woche zu uns genommen, zur Probe gewissermaßen, und schon nach zwei Tagen habe ich gemerkt: Ich halte das kaum aus. Ich musste alles mit ihr und für sie machen, ich wollte sie abends ins Bett bringen, aber sie weigerte sich, wollte erst um zwei Uhr nachts ins Bett; ich zog ihr Strümpfe und Schuhe aus und dann die Jacke, und während ich ihr die Jacke auszog, zog sie sich die Strümpfe wieder an. Das ging eine Stunde, und ich konnte nicht mehr. Ich wurde immer ungeduldiger und ungehaltener, und wenn man ungeduldig wird, dann geht gar nichts mehr. Ich habe es noch einmal versucht und noch einmal, aber es ging nicht. Ich habe mich wahnsinnig geschämt, weil ich dachte, du hältst es nicht einmal eine Woche aus mit deiner Mutter. Wie kann man nur so sein, das ist unverzeihlich. Ich hatte das Gefühl, mein Herz ist einfach zu klein dafür. Das finde ich bis heute, das hat etwas unheimlich Beschämendes. Immer wenn ich von Leuten höre, die das hinkriegen, die das mit einer Selbstverständlichkeit machen, dann denke ich: Eigentlich wäre das das Normale.

Und dann war klar, dass wir ein Heim finden müssen. Da

haben wir viel Glück gehabt, weil sich mein Bruder als Arzt auskannte. Es war ein ganz einfaches Pflegeheim, aber sie durfte ein paar Möbel mitbringen, und die Leute dort waren sehr herzlich. Es war so eingerichtet, wie man sich's bei der Großmutter vorstellt, eine Standuhr, ein großer Biedermeier-Tisch im Eingang und immer Blumen. Ich glaube, ihre Demenz war schon so weit fortgeschritten, dass sie gar nicht mehr richtig mitbekam, wo sie war. Mein Bruder hat einmal gesagt, sie habe gemeint, sie sei in einem Sanatorium. Sie hat nie gefragt: Wo bin ich hier überhaupt? Wir hatten eigentlich den Eindruck, dass sie nicht unglücklich war im Heim.

Wenn ich sie besucht habe, dann saß sie meistens in einem Sessel im Gemeinschaftsraum. Alles war wahnsinnig traurig, und überall hing dieser Geruch, wie er in Pflegeheimen wohl immer ist. Ich bin oft und lange da gewesen. Eine Frau weinte immer, eine andere schimpfte, eine dritte fragte mich, ob ich wisse, wo ihr Mann sei, ich solle ihn mal holen.

Und dann der Tag, als ich zu Besuch kam und meine Mutter als Erstes fragte: »Wo kommen Sie denn her?« Ich wusste, dass dieser Tag, an dem sie mich nicht mehr erkennt, einmal kommen würde. Aber als es so weit war, dachte ich, mir bleibt das Herz stehen. Das war bodenlos. Ich habe mir immer wieder gesagt, dass das in Ordnung, dass das nicht gegen mich gerichtet ist, dass das eben ihre Art ist, sich zu verabschieden. Und trotzdem habe ich das Gefühl gehabt, ich bin niemand mehr, es schwimmt mir alles weg. Auch die nächsten Male war das so: So schnell, wie sie sich von mir fortbewegt hat, bin ich gar nicht mehr hinterhergekommen. Und natürlich habe ich auch gedacht: Das ist die Strafe, weil du sie nicht zu dir genommen hast. Jetzt hat sie dich einfach verlassen.

Zugleich gab es plötzlich Sachen, die es vorher nie gegeben

hatte. Ich saß da und habe stundenlang ihre Hand gehalten. Früher hätte sie das nicht gemocht, Berührungen, körperlicher Kontakt, das war nicht ihre Sache. Aber jetzt war das die einzige Möglichkeit, wie wir uns noch nahe kommen konnten.

Fast vier Jahre ist sie in diesem Heim gewesen. Und am Schluss ist dann alles sehr schnell gegangen. Plötzlich hat sie auf nichts mehr reagiert und wollte nichts mehr essen und trinken. Und mir war klar, dass sie sich jetzt auf den Tod zubewegt.

Die ganze Nacht vor ihrem Tod bin ich am Bett gesessen und habe dabei immer an meine Geburten denken müssen. Es ist so vieles ähnlich, in diesem Raum sein, weg von der Welt, Konzentration auf das, was passiert. Ich habe mit ihr geatmet, wie ich das von den Geburten kannte. Und man konnte von Stunde zu Stunde mehr sehen, wie sich der Tod auf dem Gesicht ausbreitete. Wie es sich immer mehr annäherte an Darstellungen von Toten in der Kunst. Es wurde immer fremder, immer mehr von dem, was für sie typisch war, verschwand. Ich habe nicht verzweifelt danebengesessen. Ich hatte nur das Bedürfnis, alles so gut wie möglich für sie zu machen. Wenigstens jetzt.«

2. Er ist wie mein kleines Kind
Die Geschichte von Juliane S.

Vor sieben Jahren ist er noch Ski gefahren, Tennis gespielt hat er auch, da war er schon 83 Jahre alt. Er war eben sein Leben lang ein Sportsmann. Jetzt sitzt er in seinem Rollstuhl mit der hohen Speziallehne und kann sich kaum mehr bewegen. Alzheimer und dazu noch Parkinson haben die Ärzte diagnostiziert, das war vor fünf Jahren. Am Anfang, sagt seine Frau Juliane S., sei es nicht einmal so schwer gewesen. Sie habe halt immer alles absperren müssen und die Schlüssel verstecken, damit er nicht wegläuft. Da habe er ja noch einigermaßen gehen können und essen auch. Über die Jahre ist es dann immer schlechter geworden, das Zittern wurde schlimmer, mit dem Gehen war es bald auch vorbei, und Weihnachten vor einem Jahr passierte es schließlich: Ein Schlaganfall, seitdem ist ihr Mann endgültig bettlägerig.

Juliane S. hat Kaffee gekocht und Apfelkuchen auf die Teller getan. Sie erzählt am Esstisch ihres Hauses am Stadtrand. Im Hintergrund sitzt ihr Mann im Rollstuhl. Ab und zu unterbricht er das Gespräch. Er gibt Laute von sich, die schwer zu verstehen sind, manchmal klingt es, als würde er sich ärgern, als wollte er gegen etwas protestieren, dann hebt er seine Stimme, und es klingt wie ein hohles Rufen. »Franz, was ist denn?«, sagt dann seine Frau, »ich bin doch da.« Und danach erzählt sie weiter.

»Alle haben mich immer gewarnt: Ein Mann, der 23 Jahre älter ist, klar, dass du den mal pflegen musst. Und als es so weit war, haben viele gesagt: ›Tu ihn doch in ein Heim!‹ Da war es für mich aus mit denen. Ich bin nämlich sehr eigen in dieser Hinsicht. An ein Pflegeheim habe ich nie gedacht, ich bin strikt dagegen. Ich gebe doch meinen Mann nicht aus der Hand. Ich weiß doch, was er will und was er braucht. Außerdem bin ich ja sowieso zu Hause, ich bin ja nicht mehr berufstätig, ich habe Zeit. Und er hat es verdient, dass ich für ihn da bin. Ich möchte ihm zurückgeben, was er mir im Leben geschenkt hat.

Am Anfang habe ich zu heulen angefangen, wenn ich ihn nur angeschaut habe. Aber ich habe mir vorgenommen, ich lasse mich nicht gehen. Ich versuche, alles in Schuss zu halten, das Haus und den Garten. Ich versuche auch, einen Rhythmus in die Tage zu bringen. Ich stehe um halb acht Uhr auf, da bekommt er seine Tabletten. Dann muss eine Stunde Pause sein, bis er sein Frühstück kriegen darf. Das kann lange dauern, weil er ja nicht richtig schlucken kann. Danach kommt die Schwester von der Sozialstation, wir versorgen ihn gemeinsam, und dann ist auch schon Mittag. Er bekommt zum zweiten Mal seine Tabletten, und dann ist wieder Pause. Die Zeit geht so schnell vorbei. Am Nachmittag gehe ich einkaufen, sehr eilig, länger als zwanzig Minuten oder eine halbe Stunde möchte ich ihn nicht allein lassen. Um halb fünf kommt wieder die Schwester, jeden zweiten Tag bekommt er eine Infusion, 500 Milliliter, damit er nicht austrocknet, er kann ja so schlecht trinken. Zwischen sechs und halb sieben gibt es Abendessen. Und danach kommt er dann rauf in den ersten Stock ins Schlafzimmer. Ich habe ja zum Glück dieses Scalamobil, das ist ein Rollstuhl, mit dem ich ihn die Treppe rauf- und runtertransportieren kann. So kann er bei mir unten sein und im Sommer auch auf die Terrasse.

Am Anfang habe ich immer Angst gehabt, ich kippe ihn um mit diesem Stuhl. Aber mittlerweile habe ich es gelernt. Ich habe überhaupt unglaublich viel gelernt in dieser Zeit, ich habe mir alles abgeschaut bei den Schwestern vom Pflegedienst, die sind ja so hilfsbereit. Ich weiß jetzt, wie ich ihn anpacken muss, auch, wie das mit der Intimpflege geht. Das ist ja was ganz Neues. Aber wenn man will, kann man viel.

Natürlich habe ich auch jetzt manchmal noch Angst. Zum Beispiel beim Einkaufen, dass mir was passiert, gerade im Winter, wenn Glatteis ist. Ich habe auch Angst davor, krank zu werden, er wäre ja völlig hilflos. Ich darf nicht einmal eine Erkältung kriegen, sonst stecke ich ihn an.

Am schwierigsten bei allem war, dass ich nicht aggressiv werde, ich bin schließlich auch nur ein Mensch. Ich kann meinem Mann hundertmal was sagen, es geht nicht mehr in seinen Kopf rein. Bei einem Kind ist das anders, das begreift mit der Zeit, was man will, das lernt das. Aber bei einem Demenzkranken ist das anders, da geht das nicht. Das ist so unverständlich für ein normales Denken. Da muss ich selbst heute noch an mich halten und mich überwinden: Er kann doch nichts dafür. Meistens drehe ich mich dann um und gehe schnell für ein paar Minuten aus dem Zimmer.

Am schlimmsten ist eigentlich, dass ich so eingesperrt bin, es ist ein bisschen wie im Gefängnis. Auch der Bekanntenkreis ist so klein geworden. Früher haben wir unheimlich viele Leute gekannt, aber die meisten haben sich zurückgezogen, die können jetzt nichts mehr anfangen mit meinem Mann. Ein paar sind übrig geblieben, die helfen mir auch, besorgen was für mich oder kommen zu Besuch und bringen was zu essen mit. Ich esse ja normalerweise das, was ich für meinen Mann mache, also das, was ich ihm füttern kann. Ich habe keine Lust, extra für mich allein zu kochen.

Aber ich will überhaupt nicht klagen. Ich bin mit seiner Krankheit immer stärker geworden. Das Zusammensein mit meinem Mann ist etwas ganz Besonderes. Manchmal erkennt er mich nicht, das tut weh. Aber ich hab gelernt loszulassen. Und wenn er dann plötzlich meinen Namen sagt, dann tut mir das so gut. Eigentlich bin ich mit ihm so innig zusammen wie noch nie. Er ist wie mein kleines Kind.

Und wissen Sie, was neu ist an mir: Ich gebe jetzt anderen Menschen viel öfter Kontra. Das habe ich früher nicht gemacht. Ich akzeptiere nicht mehr alles, ich widerspreche jetzt oft. Vielleicht liegt das daran, dass ich immer in diesen gleichen vier Wänden bin. Vielleicht liegt es aber auch daran, dass ich alles allein machen muss. Wahrscheinlich bin ich selbstständiger geworden.«

3. Dieses verfluchte Ding
Die Geschichte von Martha und Klaus R.

Als Martha und Klaus R. mit der Pflege begannen, waren sie gerade in Rente gegangen. Als es damit vorbei war, waren sie beinahe 80 Jahre. Die Pflege war ihr Alltag geworden, bald 14 Jahre lang. Klaus R.s Mutter musste schließlich versorgt werden. Und als es anfing, dachte niemand daran, dass sie 99 Jahre alt werden könnte. Es dachte auch niemand daran, dass die Pflege zum Streitfall einer Familie werden, dass sie Geschwister entzweien würde. Einen Bruder und zwei Schwestern.

Es begann – wie bei den meisten Pflegegeschichten – mit dem Tod des Vaters, die Mutter war damals 73. Sie versuchte, sich im neuen Alleinsein zurechtzufinden, sie kannte im Dorf eine Menge Leute, war beliebt, wurde viel besucht, und alles schien gutzugehen. Bis die Geschichte mit der Hüfte kam. Erst die eine Operation, dann die andere, und jetzt konnte vom Gutgehen keine Rede mehr sein. »Ich nehm dich zu mir«, sagte die älteste Schwester, und die beiden Geschwister waren einverstanden. Also zog die Mutter vom Dorf in die Stadt, von ihrer Wohnung ins Haus der Tochter. Dort gab es eine Einliegerwohnung, Martha und Klaus R. haben sie dort oft besucht.

»Da haben wir bemerkt, dass es der Mutter von Mal zu Mal schlechter ging. Sie baute ab, körperlich und geistig, dabei war sie eigentlich nicht krank. Aber sie war apathisch und stand die meiste Zeit unter Psychopharmaka. So ging das Jahr um Jahr, und als das fünfte vorüber war, erklärte die Schwester, sie sei es nun leid, sie habe sich lange genug gekümmert, sie brauche jetzt ihre Freiheit wieder, und mit der Mutter gehe es ohnehin ständig bergab, das müsse nun aufhören, die Mutter gehöre ins Heim. Und die sei damit auch ganz einverstanden.«

»Halt!, habe ich da gerufen, so geht das nicht«, erzählt nun Martha R., und die Empörung steht ihr so viele Jahre später noch immer im Gesicht, »so geht das nicht. Die kommt nicht ins Heim! Niemand kommt ins Heim. Das habe ich mir geschworen, als meine eigene Mutter starb. Die war nämlich auf ihre alten Tage so durcheinander und verwirrt geworden, dass wir uns nicht mehr zu helfen wussten und sie in ein Heim steckten. Acht Tage ist sie dort gewesen, acht Tage nur, und dann war sie tot. Ich habe so darunter gelitten, dass ich mir gesagt habe: Niemand in meiner Nähe kommt noch einmal in ein Heim.«

Und nun erzählen Klaus und Martha wieder gemeinsam, wie die Geschichte weitergegangen ist.

»Da haben wir mit der anderen Schwester, der jüngeren, gesprochen und beschlossen, dass wir uns gemeinsam um die Mutter kümmern. Sie kam also zurück in ihre alte Wohnung, da ist sie uns um den Hals gefallen und hat jämmerlich geweint. Mit der älteren Schwester haben wir bis heute kaum mehr Kontakt. Sie hat ihre Mutter, von ein oder zwei Ausnahmen abgesehen, nie wieder besucht. Wahrscheinlich hat sie sich geschämt. Und die Mutter hat auch kaum je nach ihr gefragt.«

Der Bruder und die Schwester übernahmen von nun an mit ihren Familien die Pflege der Mutter, wobei es eine große Erleichterung war, dass die Schwester im selben Haus wohnte, sie im Parterre, die Mutter in der Etage darüber. Aber auch der Sohn wohnte nur ein paar Straßen entfernt. Morgens kam seine Frau, machte das Frühstück und verabreichte die notwendige Insulinspritze. Mittags schaute die Schwester vorbei, gegen 18 Uhr brachten Martha und Klaus R. ein warmes Abendessen, man unterhielt sich noch ein wenig, und die Mutter genoss ihr neues Leben in der alten Wohnung. Von Woche zu Woche ging es ihr besser. Da war sie 86 Jahre.

Die Jahre gingen ins Land, die beiden Familien halfen, wie sie konnten, schließlich wurde auch noch eine ältere Frau gefunden, die von nun an regelmäßig die Vormittage bei der Mutter verbrachte, sie unterhielt und in der Wohnung nach dem Rechten sah. Das alles funktionierte bestens, bis die Jahre schließlich ihren Tribut forderten. Die Mutter wurde schwächer und schwächer – und dazu kam eine verhängnisvolle Leidenschaft.

»Sie trank sehr gern. Besonders Cinzano. Davon musste die Frau, die zu ihr kam, jede Woche drei Flaschen kaufen. Und eines Tages fanden wir die Mutter in ihrer Wohnung am Boden, sie hatte getrunken, war gestürzt, hatte sich irgendwie unter dem Sekretär verkeilt und konnte nicht mehr aufstehen, ihr Kopf war schon ganz blau angelaufen. Wahrscheinlich war sie da schon stundenlang gelegen. Das durfte natürlich nie wieder passieren. Deshalb haben wir ein Alarmsystem angeschafft, sie bekam ein Band mit einem Knopf um den Hals, und wenn sie darauf drückte, läutete des Telefon bei meiner Schwester. Wenn sie abnahm, kam eine Stimme vom Band: Notruf Mutter, Notruf Mutter. Nahm sie den Hörer nicht ab, ging der Anruf an unser Telefon. Waren auch wir nicht da, lief der Alarm aufs Handy der Schwester und dann auf unseres. So konnte die Mutter immer jemanden von uns erreichen, und wir glaubten, jetzt kann nichts mehr passieren.

Es geschah aber genau das Gegenteil. Dieser verfluchte Knopf hat, man will es gar nicht glauben, uns Geschwister entzweit. Die Schwester hat der Mutter nämlich gesagt: ›Drück lieber einmal zu viel als einmal zu wenig.‹ Also hat die Mutter gedrückt, wann sie nur wollte, ob es Tag war oder Nacht, ob es einen Grund gab oder nicht. Es brach ein richtiger Alarmterror aus, und die Schwester ist jedes Mal nach oben gerannt, zehnmal am Tag, fünfmal in der Nacht. Die ist richtig verrückt dabei geworden, geradezu hysterisch. Da haben wir gesagt: ›Das Ding muss weg, so geht das nicht weiter.‹ Aber die Schwester hat sich dagegen gesträubt, sie brachte das nicht fertig. Stattdessen richtete sich ihre Wut nun gegen uns. Sie mache sich völlig kaputt, hieß es da, und wir, wir kümmerten uns viel zu wenig um die Mutter. Das hat natürlich wiederum uns verletzt, schließlich haben wir uns doch all die Jahre über so bemüht, wie wir nur konnten. Aber die Schwester wurde immer aggressiver, geriet schier außer sich. Wahrscheinlich war sie einfach mit ihren Kräften am Ende. Jedenfalls hat dieses Alarmsystem zu einem richtigen Zerwürfnis zwischen den beiden Familien geführt.

Es ging dann nicht mehr sehr lange, die Mutter wurde immer schwächer, und nach ein paar Wochen starb sie. Aber das Verhältnis ihrer drei Kinder ist durch die lange Zeit der Pflege in die Brüche gegangen. Mit der jüngeren Schwester, zum Glück, hat sich das später wieder einrenken lassen, nach einiger Zeit war das mit ihr wieder gut. Aber man sieht, an welche Grenzen einen die Pflege bringen kann.«

4. Zwischen allen Stühlen
Die Geschichte von Anna K.

Dass Pflege zu Konflikten in der Familie führt, ist keineswegs eine Seltenheit. Gerade weil es so anstrengend und zehrend ist, sich um Pflegebedürftige zu kümmern, weil es eine so große Konzentration auf den Kranken erfordert, fühlen sich andere oft vernachlässigt und ausgegrenzt. Der Pflegende bekommt dadurch das Gefühl, er opfere sich auf – und mache zugleich etwas falsch. Anna K. kann ein Lied davon singen.

»Wir haben sie verehrt, die Omi, meine Schwester und ich. Sie hat unsere Kinder gehütet, niemand konnte so schön spielen. Sie hat mich oft besucht, sie hat mit mir Geburtstag gefeiert, da war sie schon hundert Jahre alt. Und als sie kurz darauf krank wurde, war es für mich völlig klar, dass ich sie pflege. Ich wohnte schließlich gleich um die Ecke. Außerdem hatte ich nur einen Halbtagsjob, also hatte ich Zeit und konnte jeden Tag zu ihr. Als es dann schlechter wurde mit der Omi, habe ich auch den Halbtagsjob aufgegeben und mich ganz um sie gekümmert. Außerdem hat sie mein Vater sehr liebevoll umsorgt. Mit dem habe ich immer alles genau abgesprochen: wann er zu seiner Mutter kommt, wann ich, was zu tun und was einzukaufen ist und so weiter.

›Macht nicht immer so einen Omi-Kult.‹ Das hatte meine Mutter schon früher immer gesagt, aber jetzt, als die Groß-mutter wirklich jemanden brauchte, da wurde es ihr endgültig zu viel. Die Pflege führte zu einer regelrechten Ehekrise bei meinen Eltern. Meine Mutter nahm meinem Vater sein Engagement richtig übel vor lauter Eifersucht. Sie kam zu mir und heulte, so intensiv brauche man das mit der Omi doch nicht zu machen, die könne ruhig auch mal allein bleiben. Sie war auch auf die enge Beziehung zwischen meinem Vater und mir eifersüchtig, auf die Nähe, die in der Zeit der Pflege ganz zwangsläufig entstanden ist. Ihr habt Geheimnisse vor mir, warf sie mir vor, warum erzählt ihr mir nichts? Und die Omi auf der anderen Seite hat auch schon mal gesagt: ›Wenn mir was passiert, dann möchte ich nicht von deiner Mutter gepflegt werden.‹ Da brachen uralte Geschichten auf zwischen Schwiegermutter und Schwiegertochter. Und ich saß immer zwischen den Stühlen. Denn natürlich kam dann auch noch mein Vater an und jammerte, die Mutti verstehe das einfach nicht. Es war wirklich ziemlich anstrengend, das alles aufzufangen.

Wahrscheinlich hatte meine Mutter neben der Eifersucht auch noch ein schlechtes Gewissen. Denn als ihr eigener Vater ein Pflegefall war, viele Jahre zuvor, da war es ganz anders zugegangen. Da kam jemand von der Diakonie zum Waschen und Anziehen, dann kam mittags eine Frau, die Essen gemacht hat, und abends kam kurz eine der Töchter. Aber ansonsten war er allein, besonders in der Nacht war er immer allein. Da hat er natürlich in seiner Verzweiflung manchmal laut gerufen, bis dann Anrufe von Nachbarn kamen. Aber er ist bis zu seinem Tod nachts allein geblieben. Das war meiner Mutter natürlich alles im Kopf, als sie sah, wie mein Vater und ich die Omi pflegten.

Der Streit zwischen meinen Eltern hat sich dann sogar noch ausgeweitet auf einen Streit zwischen meiner Schwester und mir. Die hat plötzlich auch angefangen, mir Vorwürfe zu machen. Ich würde immer alles an mich ziehen, sie habe früher doch auch ein ganz nahes Verhältnis zur Omi gehabt, und jetzt würde ich mich in den Vordergrund spielen. Warum darf ich mich denn nicht um sie kümmern?, fragte sie.

Wie wollte sie das denn machen? Sie hatte vier kleine Kinder und lebte in einer anderen Stadt, ein paar Stunden von hier. Einmal ist sie für ein Wochenende gekommen und wollte jetzt Tag und Nacht für die Großmutter da sein. Ich habe frei bekommen und wollte mal ein bisschen einkaufen in die Stadt gehen. Ich war noch nicht im ersten Geschäft, da kam schon der Anruf: ›Die Omi schreit und lässt sich nicht beruhigen. Was mache ich jetzt?‹ Und eine Stunde später der zweite Anruf: ›Ich schaffe das nicht, du musst kommen.‹ Als ich da war, ist sie sofort ruhig gewesen. Eine Cousine von mir hat mal gesagt, ich sei wie eine Mutter für die Omi gewesen.

Zwei Jahre dauerte die Pflege, dann starb sie. Ich bin froh, dass ich das so gemacht habe, auch wenn es zwischendurch richtig schwierig war. Es ist einfach schön, so eine Bedeutung für jemanden zu haben. Und das mit der Ehekrise meiner Eltern, das hat sich übrigens wieder beruhigt.«

5. Das Vermächtnis des Vaters
Die Geschichte von Almut U.

Eigentlich kam Almut U. nur selten ins Elternhaus. Das lag an der Entfernung von 400 Kilometern. Aber noch mehr lag es an ihrer Mutter. Die litt immer wieder unter starken Depressionen, je älter sie wurde, umso mehr. Sie benutzte ihre Depressionen, um andere zu terrorisieren, fand Almut U. »Das war es, was ich so gehasst habe. Dieses dauernde Jammern: Ich kann nicht mehr, ich will nicht mehr.« Also ließ sie sich bei den Eltern nur sporadisch sehen, und wenn, dann hauptsächlich der Kinder wegen. Die sollten schließlich einen Opa und eine Oma haben.

Dann wurde der Vater krank. Und das änderte das Leben

von Almut U. Ich muss ihm jetzt helfen, dachte sie, meine Mutter kann das doch gar nicht. Also fuhr sie jedes zweite Wochenende zu den Eltern, 400 Kilometer hin und 400 zurück, und später fuhr sie sogar jedes Wochenende. Weil das auf Dauer nicht so gehen konnte, holte Almut U. Vater und Mutter schließlich in ihre Stadt. Eine ganz neue Altenwohnanlage hatte da gerade eröffnet, betreutes Wohnen, das Beste vom Besten, nicht gerade billig, mit Pflegeabteilung für den Ernstfall. Die Eltern bezogen also eine Zweizimmerwohnung in der Stadt der Tochter und brachten ihre eigenen Möbel mit.

»Ich habe gedacht, ich muss sie jetzt zweimal am Tag besuchen. Ich bin ja der Grund, warum sie hier sind. Zum Glück kann ich mir als Lehrerin meine Zeit am Nachmittag meistens ganz gut einteilen. Mein Mann und meine Kinder kamen auch oft zu Besuch, eigentlich haben es meine Eltern ganz gut gehabt. Wir haben sie auch oft mit dem Auto hinausgefahren, haben am Wochenende kleine Touren gemacht, mein Vater hat das sehr, sehr genossen, der war richtig glücklich. Nur die Mutter saß immer wie eine dicke, beleidigte Taube hinten im Auto und hat einem alles vermasselt.

Dann ging es meinem Vater immer schlechter, er hat Krebs gehabt, und das Letzte, was er vor seinem Tod zu mir gesagt hat, war: ›Sorg für die Mutti!‹

Am Anfang ging es ihr nicht schlecht. Das Frühstück wurde ihr aufs Zimmer gebracht, mittags ist sie zum Essen in den Speisesaal gegangen, das Personal vom betreuten Wohnen hat ihr beim Gehen geholfen. Am Nachmittag bin dann ich gekommen, habe versucht, mit ihr spazieren zu gehen, aber sie sagte immer: ›Lass mich, ich will nicht, ich kann nicht.‹ Das Einzige, womit man sie locken konnte, war das Kaffeetrinken. Drum bin ich mit ihr, wenn es nur ging, ins Café gegangen. Abends habe ich sie dann immer geduscht. Sie ist wie ein Kind geworden, das ich ins Bett gebracht habe.

Ganz schlimm fand ich, dass ich ihr keine Zärtlichkeit entgegenbringen konnte. Dafür habe ich mich geschämt, aber ich konnte es nicht. Für meine Kinder hingegen war das ganz leicht. Wenn sie zu Besuch kamen, dann sah man, wie im Gesicht meiner Mutter die Sonne aufging. Und da war dann plötzlich gar keine Depression mehr. Die Kinder haben aber auch immer gleich gesagt: ›Jetzt stell dich nicht so an, Oma!‹ Sie haben sie immer angefasst, und ich habe gedacht: Ich kann das nicht, ich kann das nicht.

Für mich wurde es mit der Zeit auch immer schwieriger, mit ihr zu reden. Ich wusste kaum mehr, worüber. Außerdem hat sie eben immer alles abgewehrt und dauernd nur gesagt: ›Ach, wär ich doch schon tot.‹ Aber da ist mir dann was eingefallen: Meine Tochter hat der Oma zu Weihnachten einen Plüschbären geschenkt, das war Harry, der hatte eine Zipfelmütze. Und da dachte ich mir, ich spiel ihr mal mit dem Bären was vor, Harry spricht jetzt mit ihr. Das wurde ein Riesenerfolg. Sie hat Harry dann geantwortet, und es entstand ein Gespräch zwischen den beiden. Das war nur der Anfang. Bald gab es einen zweiten Bären, und weil wir den an der Ostsee gekauft hatten, in Ahlbeck, bekam er den Namen Ahlbeck. Der Bär Ahlbeck saß in einem Strandkorb, sang laute Lieder und war ein rechter norddeutscher Prolet. Er hat auch immer viel getrunken und sich mit Harry gestritten. Da wurde es dann ganz laut im Zimmer, und meine Mutter hat gelacht und hat Ahlbeck in seine Schranken gewiesen. Wenn ich nicht mehr wusste, was ich reden soll, dann habe ich dieses Spiel gespielt, und es hat immer funktioniert. Meine Mutter hat sogar begonnen, von sich aus danach zu verlangen. Später kam auch noch eine Ente dazu und am Schluss ein kleines Schwein, es war eine ganze Menagerie. Manchmal war das wie eine Rettung für mich.

Das ging drei Jahre so. Dann ist sie gefallen und hatte einen Oberschenkelhalsbruch. Sie kam ins Krankenhaus, sie kam zurück, und dann begann die Hölle. Ich saß da mit einer Frau, die sich vor Schmerzen krümmte, aber in dieser Wohnanlage bekam ich keine Hilfe – obwohl das doch betreutes Wohnen war. Die Pfleger brachten die verabredeten Schmerzmittel nicht, sie kamen nicht, um die Mutter zu betten, so etwas habe ich doch nicht gelernt. Ich rannte zur Rezeption und sagte, ich weiß nicht, was ich machen soll, aber es half nichts, es kam einfach niemand. Dann sagte ich, jetzt muss sie auf die Pflegestation, und man antwortete mir: ›Glauben Sie bloß nicht, dass auf der Pflegestation mehr Personal ist als hier.‹

Ich hatte mir zuvor diese Pflegestation nie angesehen, sondern gedacht, das wird schon in Ordnung sein, schließlich ist das hier eine besonders teure Einrichtung. Natürlich war das falsch, ich hätte mich drum kümmern müssen.

Sie hat sich von dem Oberschenkelhalsbruch nicht mehr erholt. Sie kam wieder ins Krankenhaus, die Ärzte sagten, dass sie nun sterben wird, und ich habe Abschied von ihr genommen. Doch plötzlich ist sie wieder aufgewacht, es ging ihr besser, immer besser, und ich habe gedacht, jetzt hat sie's überstanden. Aber auf einmal fing sie an, die Nahrung zu verweigern, wollte nichts mehr essen und nichts mehr trinken. Da habe ich mich über sie gebeugt und gesagt: ›Könntest du dich bitte entscheiden, ob du leben oder sterben willst!‹ Das ist mir heute noch ganz entsetzlich, dass ich so etwas gesagt habe. Als wäre sie jemand gewesen, der darüber noch entscheiden kann. Das tut mir sehr, sehr leid.

Sie ist dann wirklich gestorben, ich bin an ihrem Bett gesessen und habe ihr Lieder vorgesungen und ihre Hand gehalten. Zum ersten Mal in meinem Leben habe ich das gekonnt: ihre Hand halten. Das war plötzlich ganz einfach.

Nach der Beerdigung musste ich oft ganz viel weinen. Ich habe immer vor mich hin gesagt: ›Meine Mama ist tot.‹ Komisch, ich habe sie doch nie ›Mama‹ genannt. Das ging lange, viele Wochen.

Ich glaube, ich hab's trotz allem ganz gut gemacht. Ich habe das Kind, das mir mein Vater anvertraut hatte, genommen und gepflegt.«

Neuntes Kapitel

Die Illegale

Dann war da noch diese Telefonnummer.

Am Tag nach der Beerdigung war das Wetter umgeschlagen. Der warme April-Frühling hatte einem kalten Regen Platz gemacht, und der Sohn fand, dass dieses Wetter zu seiner Stimmung passte. Es war nun der fünfte Tag seit dem Tod der Mutter, und noch immer wusste niemand, wie es weitergehen sollte. Der Vater verbrachte seine Tage in stummer Verzagtheit, der Sohn und die Tochter spürten, wie ihnen die Ideen ausgingen und die Kräfte. Das hatte der Abend nach der Beerdigung deutlich genug gezeigt. Auch klingelte das Mobiltelefon des Sohns jetzt ungeduldiger. Man wolle ihn nun wirklich bald wieder an seinem Arbeitsplatz sehen, hieß es, es sei dringend. Das hier sei auch dringend, sagte der Sohn.

Dann war da noch diese Telefonnummer. Eine alte Freundin der Mutter, die zur Beerdigung gekommen war, hatte hinterher, im Restaurant, lange mit dem Sohn über die alten Zeiten geplaudert, über die ganz alten Zeiten, als der Sohn erst ein paar Wochen alt war und sie immer wieder der Mutter als Kinderhüterin beigestanden hatte – das Wort »Babysitterin« gab es damals noch nicht. Dann hatte sie dem Sohn einen Zettel zugesteckt. »Eva« stand darauf und dahinter eine lange Nummer. Sie begann mit den Zahlen 00 48. »Wenn du Hilfe brauchst«, sagte die Freundin, »dann findest du hier was.« Eine Bekannte habe gute Erfahrungen mit dieser Telefonnummer gemacht. Jahrelang habe die ihren kranken Mann gepflegt, bis sie die Kräfte verlassen hätten. Dann habe sie diese Nummer gewählt. 00 48 ist die Ländervorwahl von Polen.

Natürlich hatte der Sohn schon davon gehört, man hörte ja in letzter Zeit immer häufiger davon: Frauen aus Osteuropa, aus Polen, Tschechien, Rumänien, Ungarn, Bulgarien, aus der Slowakei, auch aus Russland und der Ukraine kommen nach Deutschland, pflegen Alte 24 Stunden am Tag für einen Bruchteil dessen, was professionelle deutsche Dienste verlangen. Niemand kennt die genaue Zahl, aber nach Schätzungen sind es mittlerweile mehr als 100 000 Haushalte in Deutschland, die sich dieser Hilfskräfte bedienen. Davon hatte der Sohn gehört und gelesen, aber er hatte sich nie ernsthaft mit diesem Thema beschäftigt. Er wollte nichts damit zu tun haben. Erstens handelte es sich hier um Schwarzarbeit, und das gefiel ihm ganz und gar nicht. Zweitens war ihm die Sache nicht recht geheuer: Wer wusste schon, mit welch dubiosen Organisationen man sich da einließ, wer daran verdiente, wer da wen übers Ohr haute, das hatte etwas von Menschenhandel, jedenfalls erinnerte es enorm daran, nein, der Sohn fand das allzu obskur. Das konnte die Lösung des Problems nicht sein.

Und jetzt hielt er diesen Zettel in der Hand.

Ob diese »Eva« überhaupt Deutsch spreche, fragte der Sohn die Freundin der Mutter, er könne ja kein Wort Polnisch. Doch, doch, sagte die, nach allem, was sie wisse, könne man sich da durchaus auf Deutsch unterhalten, jedenfalls habe ihr das die Bekannte erzählt. Er könne da getrost anrufen. Aber wahrscheinlich sei das ja überflüssig, bestimmt wisse er längst, wer sich in Zukunft um den Vater kümmern werde. Sie kenne den Sohn lange genug: Er habe doch immer im Leben gewusst, wie man's richtig macht.

Von wegen.

»Hältst du was davon?«, fragte er seine Schwester.

Die Schwester wusste es nicht, aber anrufen könne er doch mal bei dieser Eva, immerhin besser als gar nichts. Und fragen koste nichts.

Was für ein dummer Satz, dachte der Sohn. Und wie das was kostet! Jedes Mal aufs Neue eine Hoffnung, und jedes Mal wieder eine Enttäuschung. Ich kann gar nicht mehr zählen, wie oft das jetzt schon so war in diesen verfluchten fünf letzten Tagen. Und immer diese guten Tipps von guten Bekannten. Du weißt nicht, wie viel mich das gekostet hat.

»Klar«, sagte der Bruder, »fragen kostet nichts. Ich ruf jetzt diese Eva an.«

Eva sprach tatsächlich Deutsch, nicht besonders gut, aber zu verstehen war immerhin, dass sie in Polen so etwas wie ein Vermittlungsbüro für Pflegekräfte betrieb, dass sie jederzeit jemanden schicken könne, schon morgen. Sie versicherte außerdem, dass die Person, die sie da im Auge habe, der deutschen Sprache mächtig sei – »ohne Sprache Pflege nicht gut« –, dass an die Frau 1100 Euro im Monat zu bezahlen seien, zuzüglich Fahrtkosten, »120 Euro nach Hause, 100 Euro Raststätte«. Letzteres begriff der Sohn nicht auf Anhieb, aber nach und nach verstand er, dass offenbar ein Kleinbus von Polen nach Deutschland unterwegs sei, voll mit Pflegerinnen. Sollten die Frauen direkt an ihren zukünftigen Arbeitsplatz gebracht werden, würden dafür 120 Euro zu bezahlen sein, billiger wäre es, sie an einer Autobahnraststätte abzuholen, wo sie vom Kleinbus abgesetzt würden. Irgendwie, dachte der Sohn, hörte sich das tatsächlich ein bisschen wie Menschenhandel an, er hatte es sich ja gedacht.

Andererseits: Da würde jemand kommen! Jemand, der nur 1100 Euro im Monat wollte. Konnte das wahr sein?

Konnte das wirklich wahr sein? Der Sohn war plötzlich ganz aufgeregt.

Er sprach mit seiner Schwester, die Geschwister sprachen mit dem Vater. Wir haben was, sagten sie, wir haben eine Lösung, du kannst hier bleiben, hier in deinem Architektenhaus, es kommt jemand, es kommt eine Frau aus Polen, nein, wir kennen sie nicht, woher sollen wir sie denn kennen? Aber es gibt jemanden, der pflegt dich, und, stell dir vor, das kostet nur 1100 Euro, na, was sagst du jetzt? Freu dich, Vater!

Der Vater freute sich nicht.

Er sah seine Kinder an, mit einem Blick, der wieder kaum eine Regung verriet. Dann grummelte er vor sich hin, und der Sohn verstand nur Sprachfetzen, etwas von »fremde Leute in der Wohnung« und »was sie sich da wohl wieder ausgedacht haben«. Und er spürte, wie erneut ein Ärger in ihm hochstieg. Warum kannst du nie, nie zufrieden sein, dachte er, warum bist du nicht dankbar, dass wir eine Lösung gefunden haben, endlich eine Lösung?

Wahrscheinlich hat der Vater einfach Angst vor dem, was jetzt auf ihn zukommt, dachte er weiter. Wahrscheinlich traut er diesem Frieden nicht, wahrscheinlich glaubt er einfach nicht daran. Falls das die Gründe für diese Widerborstigkeit sein sollten, dann geht es dem Vater eigentlich ziemlich ähnlich wie mir selbst. Weil ich diesem Frieden auch nicht traue. Und dazu kommt: Ich fahre wieder weg von hier, der Vater bleibt da, der muss dableiben, der hat keine Wahl. Die Frau, die da kommen wird, würde ein Stück seines Lebens werden, 24 Stunden am Tag würde er mit ihr die Wohnung und den Alltag teilen, eine Nähe würde entstehen, bis ins Intimste hinein. Ohne Ausweg, ohne Rückzugsraum. Freu dich, Vater! Nein, der Sohn konnte sich gut vorstellen, wie dem Vater jetzt zumute war. Und dass der nicht gerade zu den Optimisten gehörte, war ihm schon mehr als fünfzig Jahre lang bekannt.

Also versuchte der Sohn seinerseits, demonstrativ Optimismus zu verbreiten. Man habe von diesen osteuropäischen Pflegekräften ja immer nur das Beste gehört, überall heiße es, sie seien wahre Engel, der Vater möge sich vorstellen: Nur für ihn werde diese Frau da sein, den ganzen Tag nur für ihn, mit nichts anderem beschäftigt als damit, ihm die Wünsche von den Augen abzulesen. Und nicht nur das, die Frau spreche auch Deutsch; also werde er nicht nur Hilfe, sondern auch Unterhaltung haben, was für Aussichten! Das sei doch jetzt wirklich ein wunderbarer Ausgang dieser verflixten Geschichte: Er könne zu Hause bleiben, in den geliebten vier Wänden, er müsse nicht ins Heim, er habe ja gesehen, was das für ein Horror sei. Also, nur Mut, Vater!

Warum macht mir eigentlich niemand Mut?, dachte der Sohn, denn er fühlte sich keineswegs besonders zuversichtlich in diesem Moment, eigentlich war er sogar ziemlich verzagt. All das, was er im Brustton der Überzeugung dem Vater vorgetragen hatte, war im Grunde eher so etwas wie ein verzweifeltes Suchen nach einem letzten Strohhalm, an den er sich klammern könnte. War die Beschwörung eines gänzlich ungewissen Glücks. Weiß Gott, wer da kommen würde. Weiß Gott, ob das gut ginge. Nein, nach alldem, was er in den vergangenen Tagen erlebt hatte, war kaum mehr eine Spur von Zuversicht in ihm, sein Optimismus war gespielt, kaum je hatte er sich so ganz und gar als Sohn seines Vaters gefühlt.

Reiß dich zusammen, befahl er sich, auch du hast keine Wahl. Und er griff zum Telefon und sagte Eva, man habe sich nun definitiv entschieden. Gut, sagte Eva, abgemacht;

morgen in der Frühe, gegen sieben Uhr, werde Teresa da sein. Auf Wiederhören.

Teresa also.

Teresa heißt sie, Vater.

Was für ein Glück, dass das Vaterhaus ein überzähliges Zimmer hatte.

»Was brauchen wir jetzt?«

»Ein Bett, einen Schrank, einen Tisch, einen Stuhl.«

»Haben wir doch alles im Keller«, sagte der Sohn.

»Dann geht sie gleich wieder«, sagte die Schwester, »du kannst doch nicht den alten Schrott da reinstellen, sie soll sich doch wohl fühlen bei uns.«

Also brachten die Geschwister dem Vater bei, dass er erstens eine gewisse finanzielle Großzügigkeit walten lassen und zweitens ertragen müsse, ein paar Stunden allein gelassen zu werden. Sein Sohn und seine Tochter würden sich auf den Weg zu einer wichtigen Mission machen: Möbel kaufen für Teresa.

So kam es, dass das Haus am Ende des Tages ein ganz neues Zimmer hatte, die Schwester hatte auch an einen Blumenstrauß gedacht und auf einem kleinen Tischchen eine Schale mit Obst angerichtet, wie man sie in Hotels vorzufinden pflegt. Die Geschwister waren eifrig bei der Sache. Es ist der Eifer der letzten Chance, dachte der Sohn.

Der Vater betrachtete das Treiben eher erstaunt, mit einem fremden, manchmal fast ein wenig abschätzigen Blick, als gälte die Betriebsamkeit gar nicht ihm und seiner Zukunft.

Man könne ein Schild »Herzlich Willkommen« über der Haustür anbringen, schlug der Sohn vor. Ob er sie noch alle habe, fragte die Schwester.

Dann war der Tag da, es war sieben Uhr am Morgen. Der Vater saß in seinem Sessel, der Sohn und die Tochter deckten den Tisch für das Frühstück. Für vier Personen. Sie hatten tüchtig eingekauft, Brötchen, Gebäck, Käse, Schinken, Eier, Obst. Teresa sollte sehen, dass sie erwartet wurde, dass sich die Familie auf sie freute, dass dieser Morgen ein Auftakt sein sollte für viele Morgen, für eine glückliche, eine familiäre Zusammenarbeit. »Vater, mach doch ein freundlicheres Gesicht.«

Es wurde sieben Uhr dreißig, es wurde acht Uhr, die Haustürklingel blieb stumm. Vater, Tochter und Sohn saßen in ihrer Wohnzimmerformation, Sessel, Sofa, und warteten. Die Tochter stand immer wieder auf, trat in den Garten und rauchte eine Zigarette. Als es auf neun Uhr zu ging, stand sie ziemlich häufig auf.

»Das war's dann wohl«, sagte der Vater.

»Du mit deinem ewigen Pessimismus«, sagte der Sohn.

»Gleich zwei Stunden drüber. Du glaubst doch nicht, dass die noch kommt.«

»Glaube ich schon«, sagte der Sohn, »kennt doch jeder: Staus an allen Ecken und Enden.« Erst neulich sei er zu seinem Leidwesen gezwungen gewesen, statt mit der von ihm jederzeit bevorzugten Bahn mit dem Auto 800 Kilometer quer durch Deutschland zu fahren. Eine Hölle sei das gewesen, mehr als zwölf Stunden habe er gebraucht, von einem Stau in den anderen, beim zehnten habe er zu zählen aufgehört. Bestimmt sei das heute ähnlich. Man habe doch gehört, dass da ein Fahrer mit einem Kleinbus unterwegs sei, weiß Gott, welche Städte der anfahren müsse, da seien mir nichts, dir nichts zwei oder drei Stunden Verspätung drin. Kopf hoch, Vater, einmal ans Gute glauben.

Die Schwester rauchte ihre Zigaretten mittlerweile wieder im Wohnzimmer. Der Vater sagte wider seine Gewohnheit nichts dagegen.

Die Uhr tickte, und natürlich fand der Sohn, dass sie heute besonders schnell tickte.

Ob der Vater etwas wolle, eine Tasse Tee, ein Glas Orangensaft? Der Vater schüttelte den Kopf, es sah wie ein sehr endgültiges Schütteln aus. Weshalb man denn immer noch hier herumsitze und warte? Das habe doch keinen Sinn mehr, so viel sei sicher.

Da läutete es an der Haustür.

Der Sohn und die Tochter stürzten aus dem Zimmer und öffneten.

Draußen stand eine kleine, schlanke, fast zierliche Person mit kurzen blonden Haaren. Sie mochte Mitte vierzig sein. Sie hatte einen schwarzen Anorak an und trug einen kleinen, braunen Koffer.

»Winschen gute Tag«, sagte die zierliche Person, »bitten verzeihen, nein pinktlich.«

Der Sohn und die Tochter begrüßten Teresa mit der allergrößten Freundlichkeit, baten sie ins Haus und versicherten, dass die Verspätung wirklich nicht der Rede wert sei. Man wisse ja, wie es heutzutage auf den Straßen zugehe.

»Oh, Fahrer große Idiot«, sagte Teresa, »gemachen falsche Wege, ich gesagen links, er gefahren rechts, voller Idiot, oh je, bitten verzeihen.«

Noch einmal versicherten die Geschwister, das sei nun wirklich ganz egal, sie möge sich doch jetzt erst mal an den Frühstückstisch setzen, nach einer so langen Fahrt habe man doch Hunger, sie würden gleich Kaffee machen.

»Frihstick gut«, sagte Teresa, »sehr gut, ich Kaffee machen. Herr und Frau setzen, ich Kaffee machen.«

Um Himmels willen, sagten die Geschwister, das solle sie erst einmal ihnen überlassen, außerdem gebe es Wichtigeres: den Vater begrüßen.

»Winschen gute Tag«, sagte Teresa, und der Vater gab ihr die Hand, als wäre er aus Holz. Dann begann das Frühstück.

So lernte der Sohn Teresa kennen.

Das Erste, was er an ihr kennenlernte, war Teresas erstaunliche Art, die deutsche Sprache zu bändigen. Und es war nicht gerade einfach, ihr dabei zu folgen. Deutlich wurde nämlich schon nach wenigen Sätzen, dass Teresa ihr Deutsch auf etwas unkonventionelle Weise erworben haben musste. So war ihr die Existenz einer Grammatik offenbar weithin unbekannt, und wenn sie denn Kenntnis davon hatte, so war ihr das jedenfalls egal. Teresa bildete die Verben ausschließlich im Infinitiv, alles andere hielt sie vermutlich für überflüssigen Ballast. Vergangenheitsformen konstruierte sie, indem sie dem Infinitiv einfach ein »ge« voranstellte. »Gemachen« bedeutete »ich habe gemacht«, vielleicht auch »du hast gemacht«; »gesagen« hieß »ich habe gesagt« und so weiter. Die Verneinung erfolgte durch ein beliebig und manchmal tollkühn in die Sätze eingestreutes »Nein«, wahlweise auch »nicht«. Mit diesen drei grammatischen Grundelementen bewies Teresa nun allerdings eine verblüffende Virtuosität. Man konnte damit – bei einigermaßen aufmerksamem Zuhören – ausführliche, intensive Gespräche mit ihr bestreiten, denn Teresa verfügte nicht nur über einen erstaunlich reichen Wortschatz, sie redete auch gerne und lange.

So saßen Vater, Sohn und Tochter mit ihrem späten Ankömmling beim Frühstück und wussten kaum, wie ihnen geschah. Teresa, das war schon nach wenigen Minuten klar, war die Chefin hier am Tisch, mochte sie auch die Jüngste sein. Sie bestimmte die Gespräche, die Themen, sie lachte laut und viel, blitzte mit ihren blauen Augen und wollte alles wissen. Alles von dieser Familie. Und der Sohn und die

Tochter redeten bereitwillig, angesteckt von Teresas Lebendigkeit, sie hörte zu, fragte auf ihre eigenwillige Weise nach, der Vater saß dabei, sagte wenig, aber dem Sohn schien es, dass um seine Lippen zum ersten Mal seit einer Woche ein anderer Zug lag. Es sah manchmal aus wie ein scheues, etwas verzagtes Lächeln.

Wie sie ihren Schutzbefohlenen denn in Zukunft ansprechen solle, wollte Teresa wissen und machte auch gleich einen Vorschlag: Am besten sage sie doch einfach »Mann« zu ihm. Bruder und Schwester begannen mittlerweile einiges Vergnügen an der Unterhaltung mit Teresa zu empfinden. Nein, erklärten sie ihr, »Mann« sei im Deutschen als Anrede doch etwas ungewöhnlich, sie solle ihn so anreden, wie sich es auch die Geschwister im Lauf der Jahre angewöhnt hatten, ihn zu nennen: nicht mehr Papa, sondern ganz schlicht Vater.

Besonders schien sich Teresa für die Krankheit des Vaters zu interessieren, für deren Verlauf und die fortschreitende Immobilität. Und sie machte sich offenbar ihren eigenen Reim darauf.

»Viel spazieren, Vater«, sagte sie nämlich auf einmal.

Nein, nein, erklärten die Geschwister, das sei ja gerade das Problem, von wegen spazieren gehen, keinen Schritt könne der Vater mehr tun, bei allem und jedem sei er auf fremde Hilfe angewiesen, ans Bett gefesselt oder zumindest an den Sessel.

Aber Teresa beharrte. »Viel spazieren, Vater.«

Bruder und Schwester sahen sich hilfesuchend an, wieso verstand die das nicht, sie hatte doch bisher alles so gut verstanden? Aber da erlöste sie Teresa schon aus ihrer Ratlosigkeit und erklärte ihnen etwas, das wie ein therapeutisches Konzept klang und in ihren Worten lautete: »Vater viel bewegen, ruhen nein.«

In der Tat hatten die Kinder in den vergangenen Jahren feststellen müssen, dass ihr Vater umso unbeweglicher wurde, je mehr der Mutter die Kräfte ausgingen, je weniger sie sich um ihn kümmern konnte. Es waren jene Monate vor ihrem Tod gewesen, als er fast nur noch in seinem Bett lag, kaum mehr ins Wohnzimmer hinunter kam, mehr und mehr verfiel und auch geistig immer desinteressierter wurde. Teresa schien das instinktiv erfasst zu haben und sagte: »Vater gemachen falsch. Vater Gymnastik.«

Wieder sahen sich Bruder und Schwester verstohlen an. Aber diesmal waren es keine ratlosen Blicke, sondern verblüffte. Ob sie denn eine medizinische Ausbildung habe, wollten sie von Teresa wissen, oder zumindest eine physiotherapeutische, sie spreche jedenfalls wie eine, die sich da wirklich auskenne, wie eine vom Fach. Was sie denn gemacht habe in den letzten Jahren in Polen?

»Ich Krankenschwester, immer gemachen, 30 Jahre.«

Aber sie habe keine Ausbildung, fügte sie gleich hinzu. »Nicht Formation, nein, aber immer viele Praxis.«

Und Teresa begann zu erzählen, von ihrer Arbeit im Krankenhaus einer Kleinstadt im Westen von Polen, wo sie geheiratet und zwei Kinder bekommen hatte; wo sie geschieden wurde und die Kinder erwachsen wurden. Und wie die Klinik dann vor einem Jahr geschlossen wurde und sie plötzlich arbeitslos war wie so viele andere in ihrer Stadt. Aber so eine wie Teresa nimmt das nicht einfach hin. Und weil eine ihrer Krankenhauskolleginnen jemanden in Deutschland kannte, war der Anfang bald gemacht: Eine Gruppe von Frauen machte sich auf, alte Menschen im Nachbarland zu pflegen. Wenn eine der Frauen zurück nach Polen wollte, um sich von der anstrengenden Arbeit zu erholen oder um private Dinge zu regeln, sprang eine andere ein. So sei eine regelrechte kleine Organisation entstanden, erzählte Teresa, und Eva, mit der der Sohn telefoniert habe, ja, die sei auch eine ihrer früheren Kolleginnen aus dem Krankenhaus.

So sei sie also Altenpflegerin in Deutschland geworden, das hier sei ihre dritte Stelle, bei zwei Familien sei sie schon gewesen, »immer gemachen gut«. Und ihre Sprachkenntnisse – »nein, nicht sprechen viele Deutsch« – habe sie vor allem aus dem Wörterbuch, Vokabeln habe sie gelernt, mehr leider nicht.

Dann sah Teresa auf die Uhr und befand: »Oh, Zeit schnell gelaufen. Mittag, kochen.«

Die Tochter begleitete sie in die Küche, zeigte ihr die diversen Gerätschaften und was in den einzelnen Schränken verborgen war. Der Sohn sah seinen Vater mit einem sprechenden Blick an: Na, was sagst du jetzt? Mehr als diesen Blick brachte er im Moment nicht zustande, sprachlos, wie er war. Und der Vater hatte immer noch diesen Zug um den Mund, den der Sohn vorhin entdeckt hatte.

Nach dem Mittagessen sollte er ein wenig ausruhen, und der Sohn zeigte Teresa, wie er den Vater auf der Treppe zur ersten Etage stützte und schleppte und stemmte, aber sie sagte sofort wieder ihren Satz: »gemachen falsch«. Und sie packte den Vater fest und sicher an den Oberarmen, und sofort begann der ohne das übliche Keuchen, ohne Stöhnen und Murren Stufe für Stufe zu erklimmen, ganz anders, als er es bei den Bemühungen des Sohnes getan hatte. Der stand da mit offenem Mund, sah seinen Vater mit einer ganz ungewohnten Geschwindigkeit die verfluchte Treppe hinaufsteigen und konnte es einfach nicht fassen: Teresa, diese unglaubliche Teresa, musste den Vater nicht stemmen und nicht schleppen, sie hielt ihn nur mit sicherem Griff an den Armen. »Wahnsinn«, murmelte der Sohn. Dann brachte

Teresa den Vater ans Bett, zog ihm Hemd und Hose aus und den Schlafanzug über, als hätte sie in den letzten zehn Jahren nichts anderes gemacht.

Der Tag ging weiter mit Erklärungen, mit Einweisungen, mit Sichtung der Lebensmittelvorräte, und schließlich wollten die Geschwister Teresa noch schnell das Stadtviertel zeigen, damit sie auch wisse, wo der nächste Supermarkt sei, der Bäcker, der Metzger und was man sonst noch alles brauchte. »Aha, Produkte kaufen«, sagte sie – so hatte es offenbar im Wörterbuch gestanden –, und dann schob sie die überraschenden Worte hinterher: »Vater auch kommen.« Und als die Geschwister nicht verstanden, was sie meinte, erklärte sie, im Flur stehe doch ein Rollstuhl, den habe sie sofort gesehen, damit könne man den Vater doch beim Rundgang durch die Nachbarschaft mitnehmen, »gut frische Luft«. Der Sohn dachte, wie praktisch, dass wir bisher vergessen haben, den Stuhl nach der Beerdigung an das Sanitätshaus zurückzugeben, von dem er geliehen war. Und er staunte nicht wenig, als sich der Vater, nachdem ihn Teresa sicher und schnell die Treppe hinuntergebracht hatte, anstandslos in den vormals gehassten Rollstuhl setzen ließ. Der Vater sah die Straßen und Geschäfte und Häuser des Viertels zum ersten Mal seit fünf Jahren wieder. Er schaute mit offenen, wachen Augen, interessiert, und es schien ihm zu gefallen. Der Sohn konnte es nicht glauben.

Noch gestern war er in der Nachbarschaft bei einer entfernten Bekannten gewesen, von der er wusste, dass sie ihre Mutter schon seit Jahren von Frauen aus Osteuropa pflegen ließ. Wie hatte die ihn gewarnt: Die erste, eine Tschechin, soweit sie sich erinnere, habe nach zwei Wochen schon um Urlaub gebeten, zwei Tage nur, sie müsse zu Hause dringend nach dem Rechten sehen – und sei nie wieder zurückgekommen. Die zweite, eine Polin, habe die Mutter beinahe verdursten lassen, apathisch, fast ohne Bewusstsein habe sie sie bei einem Besuch vorgefunden und schleunigst ins Krankenhaus gebracht. Die dritte, wieder eine Tschechin, habe die Wohnung verkommen lassen. Erst mit der vierten sei es besser gegangen, einer Rumänin, die sei immerhin ein gutes halbes Jahr geblieben. Und dann sei wieder alles von vorne losgegangen, ein paar Wochen diese, ein paar Wochen jene, sie habe mittlerweile bald alle Nationalitäten Osteuropas durch, das sei wirklich keine Lösung des Problems, aber was hätte sie denn machen sollen? Bei den Pflegekräften aus dem Osten jedenfalls, das wolle sie noch einmal sagen, sei höchste Vorsicht angebracht. Denen gehe es doch bloß ums Geld.

Habe ich auch immer gemeint, dachte der Sohn. Und erinnerte sich daran, wie er dem Vater von den Qualitäten dieser Pflegekräfte vorgeschwärmt hatte, ohne nur irgendetwas zu wissen und ohne daran zu glauben. Und wie seine leeren Schwärmereien den Vater keineswegs überzeugt hatten. Er hat das gespürt, dachte er.

Und jetzt war auf einmal Teresa da. Er konnte es immer noch nicht glauben.

»Morgen Rollator«, sagte Teresa, »machen viele Muskel, Vater Gymnastik.« Offenkundig hatte sie in einer Dielenecke des Erdgeschosses den alten Rollwagen entdeckt, jenes Gerät, das im Elternhaus vor fünf Jahren angeschafft worden war, als der Vater seine ersten Gleichgewichtsstörungen zeigte. Die Eltern hatten gehofft, dass sich der Vater mit Hilfe dieses Rollators in Zukunft doch noch ein wenig würde fortbewegen können. Aber es war eine trügerische Hoffnung gewesen, weshalb der Wagen seitdem unbenutzt und unbeachtet in der Ecke stand. Teresa aber, die Neue, befand, der Vater könne doch ab morgen beginnen, mit diesem Ding zu arbeiten, sich darauf zu stützen, während sie ihn zugleich fest an den Oberarmen packte, und versuchen, einige Schritte zu tun. »Gymnastik, Vater«, wiederholte sie, »machen Muskel.«

Der haut ihr den Rollator um die Ohren, dachte der Sohn, der schmeißt ihn zumindest um.

Aber der Vater sah Teresa mittlerweile auf eine Weise an, dass der Sohn ins Grübeln geriet, wie gut er seinen Vater eigentlich kannte.

Am Abend, nachdem Teresa mit dem Vater im Bad gewesen war und auf der Toilette, nachdem sie ihn die schreckliche Treppe, die heute so viel von ihrem Schrecken verloren hatte, hinaufgeleitet und ihn zu Bett gebracht hatte, kam der Sohn ins Schlafzimmer des Vaters, um ihm gute Nacht zu wünschen. Er setzte sich auf die Bettkante.

»Na?«, fragte er.

Der Vater schaute ihn an, und es war eine Freundlichkeit in diesem Blick, wie sie der Sohn in der vergangenen Woche kein einziges Mal gesehen hatte. Nein, dachte er, eigentlich habe ich diesen Blick seit Jahren nicht mehr gesehen.

»Jetzt sag doch was«, wandte er sich erneut an den Vater.

Aber der hatte offenkundig nicht das geringste Bedürfnis, viele Worte zu machen. Er sah nur den Sohn lange an mit diesem neuen Blick, und da begriff der, dass sein Vater in den letzten Stunden etwas verloren hatte, was ihn die letzten sieben Tage gequält, ja gemartert hatte, vielleicht sogar die ganzen letzten Jahre: die Angst vor der Zukunft.

Dann sagte der Vater: »Die hat einen guten Griff.«

Zehntes Kapitel

Die unendliche Geschichte

Es war ein langer Tag gewesen, ein Tag voller Überraschungen. Und dann gab es noch eine. Der Sohn, sagte der Vater, möge die obere Schublade des Nachttisches öffnen, da müsse ein weißes Briefkuvert sein. Er solle es ihm bitte geben. Der Vater öffnete das Kuvert, zog drei Geldscheine heraus und drückte sie dem Sohn in die Hand. Es waren große Geldscheine.

»Für die Traube.«

»Wie?«, fragte der Sohn.

»Ihr geht jetzt in die Traube, du und deine Schwester. Du weißt schon, warum.«

Der Sohn sah den Vater verblüfft an, zögerte, und plötzlich verstand er, was der Vater ihm sagen wollte. Wir haben etwas zu feiern, wollte er sagen. Wir haben Angst gehabt fast eine ganze Woche lang. Und jetzt ist diese Woche doch noch gut ausgegangen. Jedenfalls sieht es im Moment so aus. Das muss gefeiert werden. Und weil ich das nicht mehr richtig kann, macht ihr es, du und deine Schwester. Macht's in meinem Namen, geht in die Traube.

Die Traube war eines der besten Restaurants der Stadt. Der Vater war früher manchmal mit der Mutter dorthin gegangen, wenn es etwas zu feiern gab. Etwas Großes.

Das gibt's nicht, dachte der Sohn, das gibt es doch gar nicht. Der fällt eine Woche lang in Todesstarre, redet nichts, fragt nichts, tut, als wäre er blind und taub, als wäre er in einer anderen Welt. Als würde er nicht mitbekommen, wie wir bangen und zittern und verzweifeln. Und hat alles mitgekriegt! Jeden Schritt, jede Hoffnung, jede Enttäuschung. Und spielt uns den Tattergreis vor. Ich habe dich unterschätzt, Vater, ich habe dich dauernd unterschätzt.

Sie gingen in die Traube.

»Wann fährst du nach Hause?«, fragte die Schwester nach dem Essen.

»Übermorgen«, sagte der Bruder, »oder in drei Tagen. Ich weiß noch nicht.«

»Fahr morgen«, sagte die Schwester, »fahr ruhig schon morgen. Du hast es verdient.«

»Und du? Es bleibt wieder alles an dir hängen. Fahrten zum Großeinkauf, Fahrten zum Arzt, zur Bank, die ganze Sache mit Teresa auch. Es wird ja nicht immer Flitterwochen geben, nicht immer so wie heute am allerersten Tag. Und ich mache mich aus dem Staub, ich bin schon wieder nicht da.« Der Sohn dachte an all das, was die Schwester am Abend der Beerdigung gesagt hatte.

»Du warst so sehr da die ganze Woche«, sagte sie, »ich kann mich auf dich verlassen. Das habe ich gemerkt. Das ist das Wichtigste.«

Am Nachmittag des folgenden Tags fuhr der Sohn zum Flughafen.

Es fuhr ein Gefühl der namenlosen Erleichterung mit ihm. Aber es fuhr auch dieses Gefühl mit, das er in dieser Woche so genau kennen gelernt hatte und das auch in der nächsten Zeit ständig mit ihm sein sollte, dieses Gefühl aus Scham, aus Schuld und schlechtem Gewissen. Die Scham hatte in dem quälenden Dreiklang an diesem Tag die Oberhand gewonnen. Der Grund dafür war Teresa. Was für eine Person, dachte der Sohn, ich könnte das nicht. Kommt hier an, in einem fremden Ort, in einem fremden Land, bei fremden

Leuten, in einer fast fremden Sprache und packt das alles an, als wäre es das Leichteste von der Welt. Sie muss doch Angst haben vor so einem Einsatz. Wer weiß, wo sie da hinkommt? Ob da ein garstiger Alter ist oder ein netter? Ob da eine freundliche Familie ist oder eine schreckliche? Und sie ist ganz allein, kennt hier niemanden, kann nicht weg. Kann allerhöchstens diesen ominösen Kleinbus-Fahrer anrufen: Hol mich hier raus!

Beschämt bewunderte der Sohn Teresa für ihren Mut, für ihre Herzlichkeit, weil sie so zupacken konnte, weil sie wusste, wo etwas zu tun war und wie. Manche Leute können das einfach, dachte er, machen keine Umstände und kein Aufhebens. Er gehörte nicht zu diesen Leuten. Vielleicht würde er verstehen, wie so etwas geht, wenn er Teresa besser kennen lernte. Bald würde er zurückkommen, das hatte er versprochen. Dem Vater, der Schwester und Teresa auch.

Und die hatte versprochen, dass sie jetzt drei Monate bleiben werde. Dann müsse sie zurück nach Polen, ein wenig nach ihren Kindern schauen. Auch wenn die schon groß seien – manchmal sei die Mutter eben doch noch gefragt. »Aber nicht Angst, Vater, nur zwei Woche weg, dann kommen zurück.« Und in diesen zwei Wochen werde sie Renata vertreten, »gute Frau, oh, sehr gut Köchin, Vater viel Freude, nicht dünne Frau wie Teresa«.

Der Sohn saß im Flugzeug. Er saß in seinem Sessel, und als er über den Wolken war, lief die vergangene Woche – war es wirklich nur eine Woche gewesen? – wie im Schnelldurchlauf noch einmal durch seinen Kopf, die Bilder drehten sich, dass ihm schwindelig wurde. Er hatte seine Mutter verloren, und noch immer fand er, dass die Trauer nicht zu ihrem Recht gekommen war, weil es all die Tage fast ausschließlich um den Vater gegangen war. Mit gutem Grund. Denn dieser

Vater lebte. Aber wie und wo und mit wem sollte er leben? Das war die Frage dieser Woche gewesen.

Der Sohn hatte gelernt, dass es in dem Land, in dem er wohnte, keine Antwort auf diese Frage gab. Jedenfalls keine gute. Dem Sohn in seinem Flugzeugsessel wollte sich schier der Magen zusammenkrampfen, wenn er noch einmal daran dachte, wie er mit seiner Schwester durch die Pflegeheim-flure gegangen war, wie sie in die schlechten Gerüche einge-taucht waren, die Gerüche aus Urin und Traurigkeit, in die-ses unbelüftete Elend. Er wehrte sich gegen die Bilder, gegen diese Erinnerungen, aber sie waren nicht aus dem Kopf zu vertreiben, und er fühlte sich unsagbar müde. Er sah wieder, wie sie geflohen waren aus diesen Heimen, er sah das Gesicht seiner Schwester, entsetzt und ratlos: Was machen wir denn jetzt, weißt du es, Bruder? Der wusste es nicht, der telefo-nierte und telefonierte nur und brachte schlechte Nachrich-ten, immer wieder schlechte Nachrichten. Auch das mit der professionellen 24-Stunden-Pflege war eine schlechte Idee gewesen, 10 000 Euro im Monat, unbezahlbar. Selbst wenn sie einen preiswerteren Pflegedienst gefunden hätten, selbst wenn er nur die Hälfte gekostet hätte, es wäre unbezahlbar geblieben. Gute Pflege ist eine Sache für die Reichen, dachte der Sohn, und sein Kopf dröhnte von der Flut der Bilder und der Müdigkeit, ist eine Sache für die Superreichen, die Augen wollten ihm zufallen, so ein Architekten-Vater ist jedenfalls längst nicht reich genug.

Also blieb nichts. Außer der Illegalität. Außer Teresa.

Und dann war Teresa auf einmal fort. So plötzlich, wie sie gekommen war, war sie gegangen. Männer klingelten an der Haustür, Teresa öffnete, und die Männer packten Teresa. Schwarzarbeit schrien sie, Verstoß gegen das Ausländerrecht, Verstoß gegen das Meldegesetz, Verstoß gegen das Tarifrecht,

Steuerhinterziehung, sofortige Ausweisung, Abschiebung eines kriminellen Elements, kriminelle Familie, krimineller Sohn.

Und der Sohn schlug mit dem Kopf gegen die Plastikverkleidung am Flugzeugfenster. Machte die Augen auf und blinzelte gegen die Wolkenwand hinter der Plexiglasscheibe. Sein Kopf dröhnte jetzt noch mehr, die Bilder fluteten weiter, und jetzt – wieder wach – sah er Teresa, wie sie mit starkem Griff den Vater die Treppe hinauf- und hinunterlotste, sah den einverstandenen Zug um den Mund des Vaters, und er dachte, dieses kleine Glück ist erkauft um den Preis des Rechtsbruchs. Ihm war nicht gut.

Wo lebe ich?, dachte er über den Wolken. Ich versuche das Beste für meinen Vater, ich erspare ihm das Pflegeheim, das ihn umgebracht hätte, ich kenne ihn doch, es hätte ihn umgebracht in ein paar Wochen, in ein paar Monaten. Warum hätte er da weiterleben sollen, ohne seine Frau, ohne sein Haus? Und wofür? Aber ich und meine Schwester haben es geschafft, dass er weiterleben kann. Weil er zu Hause bleiben darf. Weil er jetzt Teresa hat. Und das ist kriminell. Es ist kriminell, dass ich meinem Vater die Chance zum Weiterleben gegeben habe. Können Gesetze so verrückt sein? Gesetze haben doch nicht nur Buchstaben, Gesetze haben auch einen Geist.

Ach was, im Pflegeheim lebt sich's doch auch sehr gut!

Wieder knallte der Sohn mit dem Kopf gegen die Plastikverkleidung. Die Augen fielen ihm erneut zu, die Woche im Vaterhaus forderte ihren Tribut, und zugleich war eine Aufregung ohnegleichen in ihm. Wer waren die, die ihm eine Teresa verboten oder eine Renata oder eine Eva? Hatten die je erlebt, was es heißt, wenn ein Vater ein Pflegefall wird oder eine Mutter? Wissen die, worum es da geht? Wissen die, dass es nicht damit getan ist, dass einem das Essen und das Trinken hingestellt und der Hintern geputzt wird? Sondern dass jemand da sein muss, der es gut mit einem meint. Wissen die das?

Das Flugzeug setzte zur Landung an, er war angekommen, diese Stadt ist viel mehr meine Heimat als die Vaterstadt, in der ich aufgewachsen bin, dachte er, und in seinem Kopf schepperte es noch immer, wenn ich zu Hause bin, brauche ich als Erstes eine Schmerztablette.

Es war ein Freitagabend, als er ankam. Am Montag erst würde er wieder zu arbeiten anfangen müssen. Zwei Tage hatte er Zeit. Für sich, für seine Frau, für seine Kinder. Und er tat, was Familienväter tun, wenn sie Zeit haben. Er kaufte ein und kochte und löste mit seinem Jüngsten, der gerade die elfte Klasse fertig machte, Mathematikaufgaben; er redete mit seiner Frau, redete lange, weil dieses Reden, dieses kluge Reden mit ihr immer eine befreiende Wirkung auf ihn hatte. Aber diesmal blieb die Befreiung aus, die Beklemmung, die er aus der Vaterstadt mitgebracht hatte, wollte einfach nicht weichen. Wie wird das weitergehen?, fragte er sich. Mit Teresa und dem Vater, das schien zu funktionieren, jetzt, im Moment. Aber wie würde das in einer Woche sein, in einem Monat, in einem Jahr? Würde Teresa immer diese starke, freundliche Frau bleiben, als die er sie kennen gelernt hatte? Wie lange würde sie es beim Vater aushalten? Vielleicht bekam sie Heimweh, wollte zurück nach Polen. Vielleicht hatte sie eines Tages keine Lust mehr. Eigentlich, dachte der Sohn, ist das keine wirkliche Lösung. Was tun, wenn Teresa krank würde, wenn sie sich das Bein bräche, wenn sie beim Weg zum Einkaufen ein Auto anführe …? Alles wäre wieder wie in der Woche zuvor. Nein, nichts war gelöst.

Besonders aber quälte ihn der Gedanke, der sich im

Flugzeug in seine Träume geschlichen hatte: Was, wenn plötzlich wirklich Männer vor der Tür des Vaterhauses stünden, Fahnder, die Schwarzarbeit bekämpfen? Jene entfernte Bekannte, die er kürzlich besucht hatte, um sich über Pflegekräfte aus Osteuropa zu informieren, hatte genau das erlebt. »Was sollte ich denn machen?«, sagte sie, und dann begann sie zu erzählen: wie ihre Mutter krank wurde, vor vier Jahren war das. Wie sie es zuerst mit einem ambulanten Pflegedienst versucht habe, weil die Mutter ja in einer anderen Stadt lebte, 400 Kilometer entfernt. Und dann kam dieser Oberschenkelhalsbruch. »Von da an konnte die Mutter nicht mehr allein bleiben.« Und weil sie ihr versprochen hatte, sie niemals in ein Heim zu geben – »ich will in meiner Wohnung sterben« –, blieb ihr nur eine einzige Lösung: die illegale. Lange Zeit ging das gut. Und dann passierte es. Die Mutter hatte Geburtstag, da habe eine Pflegerin angerufen vom ambulanten Dienst, der früher ins Haus gekommen sei. Ganz scheinheilig habe die nach dem Wohlergehen gefragt, wie sie ihre Situation bewältige, wen sie denn jetzt als Hilfe habe. Und die alte Mutter, nichts Böses ahnend, habe gutgläubig und getreulich nichts als die Wahrheit gesagt. Das Ergebnis: Anzeige, die Fahndung im Haus, Ausweisung der Pflegekraft, Tausende von Euro Nachzahlung an die Sozialversicherung. Das Strafverfahren stehe noch bevor. Die Mutter übrigens sei jetzt im Heim.

Einige Zeit zuvor war es Frank Lehmann ähnlich ergangen. Das war im Jahr 2001, und es war jener Fall, der das Problem der illegalen Osteuropäerinnen deutschlandweit publik machte. Denn mit Frank Lehmann hatte es einen Prominenten erwischt, den Fernsehjournalisten aus Frankfurt, der den Meisten hauptsächlich von den Börsennachrichten kurz vor der 20-Uhr-Tagesschau bekannt ist.

Jetzt sitzt er auf der Galerie der Frankfurter Börse, erzählt, was ihm geschehen ist damals, und er kann sich noch heute darüber aufregen. Plötzlich standen da drei Männer vor seiner Haustür, Polizei, Staatsanwaltschaft, Ordnungsamt. Beihilfe zum illegalen Menschenhandel, lautete der Vorwurf. Und ein paar Straßen weiter, bei Frank Lehmanns Schwiegervater, standen auch drei in der Wohnung. Der Schwiegervater war ein Pflegefall. Und seine Pflegerin kam aus Bratislava, sie hieß Hildegard.

»Ich bin dann sofort rüber zum Schwiegervater«, erzählt Frank Lehmann, »da haben sie die heulende und schluchzende Hildegard schon am Wickel gehabt und wollten sie gerade ins Polizeiauto verfrachten. Innerhalb von 24 Stunden werde sie abgeschoben, sagten sie mir, das habe das Ausländeramt so verfügt. Also habe ich sofort beim Ausländeramt angerufen. Wir behandeln alle gleich, hat es dort geheißen, illegal ist illegal. Was?, habe ich gesagt, die Altenpflegerin ist das Gleiche wie ein Schwerverbrecher oder ein Drogendealer? Das ist doch verrückt, das kann doch nicht wahr sein!«

Es war aber wahr. Weil die polnische Vermittlungsstelle, über die Lehmann seine Pflegerin bezogen hatte, angezeigt und dort in der Folge das Telefon abgehört worden war, kam es im Rhein-Main-Gebiet zu einer Razzia gegen Kunden dieser Agentur. Und es nützte Lehmann nichts, dass die Staatsanwaltschaft ihm während der Aktion ein Schreiben zukommen ließ, in dem sie tiefstes Bedauern und höchstes Verständnis für seine Lage ausdrückte, zugleich aber erklärte, von Gesetzes wegen könne sie nicht anders handeln. Frank Lehmann hält das heute für absurd, schließlich gebe es Ermessensspielräume

Dann tat er zweierlei: Er informierte die örtliche Zeitung

über das skandalöse Geschehen, und er machte sich am Abend mit seiner Frau zur Polizei auf. Dort fand er in einer Kellerzelle eine völlig gebrochene Hildegard vor. »Die fiel uns wie ein nasser Sack entgegen. Sie wusste nicht, wie ihr geschah, und wir haben sie dann eine Stunde lang zu trösten versucht. Aber helfen konnten wir ihr auch nicht.«

Am nächsten Morgen wurde Hildegard mit Blaulicht zum Flughafen gebracht und in die Slowakei abgeschoben. Die Kosten für den Flug und die Blaulicht-Fahrt hatte Frank Lehmann zu tragen. Später bekam er eine Aufforderung des Staatsanwalts, er möge 5000 Euro an die Jugendgerichtshilfe überweisen. Im Falle einer Zahlung werde das Verfahren gegen ihn eingestellt. »Da habe ich dem Staatsanwalt einen Brief geschrieben: Ob er denn keine Eltern habe? Ob er sich nicht vorstellen könne, auch einmal in eine solche Situation zu geraten? Die Antwort war ein ganz kurzer Brief: Paragraphen, Paragraphen, Paragraphen. Entweder zahlen oder ein Strafverfahren. Also habe ich gezahlt.« Und die Nachzahlungen von Sozialversicherungen und Steuern – das könne auch noch kommen.

Ein Gutes hatte der Fall indessen doch: Weil sich Frank Lehmann an die Zeitung gewandt, die Öffentlichkeit gesucht hatte, schien nun so etwas wie eine Lawine in Bewegung zu geraten. Überall wurden jetzt die illegalen Osteuropäerinnen zum Thema, und Frank Lehmann war Dauergast auf Podien und Diskussionsrunden, die sich plötzlich damit beschäftigten. Der folgenreichste Auftritt war in einer Sendung des Fernsehpfarrers Fliege (der übrigens auch eine illegale Pflegerin beschäftigte). Der sagte am Ende: »Herr Riester, vielleicht hören Sie das ja.« Walter Riester war damals Arbeitsminister der rot-grünen Regierung und gerade in Urlaub. Sein Ministerium indessen schickte ihm den Videomitschnitt ins Kärntner Ferienhaus, und Riester meldete sich umgehend bei Lehmann. Ob solche Fälle weit verbreitet seien, wollte er wissen. Ob er denn keine Zeitungen lese, fragte Lehmann. Ich mach was, sagte Riester.

Und so entstand eine Zusatzverordnung zum rot-grünen Ausländergesetz, die es möglich machte, die illegalen Osteuropäerinnen zu legalisieren. Es war allerdings kein besonders effizientes Gesetz, ein dicker Packen Formulare, ein bürokratisches Monstrum, das schwer anzuwenden war. Kaum jemand machte deshalb davon Gebrauch. So wurde es am 1. Januar 2005 durch ein neues Gesetz ersetzt, das bis heute gültig ist. Aber auch damit ist nicht gerade ein großer Wurf gelungen. Offenbar wollte man keinen Konflikt mit den Pflegeverbänden riskieren, die so etwas natürlich nicht gerne sehen. Also kam ein Kompromiss heraus: Arbeitskräfte aus dem Osten dürfen nicht als Pflegerinnen, sondern nur als Haushaltshilfen eingestellt werden. Die legalisierten Illegalen haben also die Erlaubnis zu kochen, zu waschen, zu bügeln, zu putzen, einzukaufen, staubzusaugen, aber eine Tablette reichen dürfen sie eigentlich nicht. Natürlich tun sie das trotzdem. Der Staat hat eine Grauzone geschaffen, Legalisierung auf die etwas halbherzige Weise.

Problematischer noch ist, dass dieses Gesetz eine Reihe von Schönheitsfehlern aufweist. Da ist zum einen der komplizierte Verfahrensweg: Er beginnt damit, dass bei der Bundesagentur für Arbeit ein Stellenangebot abzugeben ist, die Haushaltshilfe in spe wiederum muss sich beim Arbeitsamt in ihrem Heimatland für eine solche Stelle bewerben. Gibt es bereits eine feste Kandidatin für die Stelle, dann muss ein Arbeitsvertrag in der jeweiligen Landessprache, der zum Beispiel aus dem Internet herunterzuladen ist, bei der örtlichen Arbeitsagentur eingereicht werden. Die prüft ihn und leitet ihn weiter an die Zentralstelle in Bonn. Die wiederum schickt ihn an die Partnerstelle im Ausland, dort kann ihn die Hilfskraft abholen. Dann ist noch eine EU-Arbeitserlaubnis zu erwerben, und schon kann die gesuchte Hilfe einreisen. Das alles spielt sich zwischen Menschen verschiedener Muttersprache ab und dauert zwischen fünf und sieben Wochen – dabei sind Pflegefälle nicht selten Notfälle.

Nicht genug damit: Sollte die Haushaltshilfe ihre Tätigkeit unterbrechen wollen und zum Beispiel für einen Urlaub in ihr Heimatland reisen, hat der deutsche Pflegefall Pech gehabt: Sie darf erst einmal nicht wiederkommen. »Eine erneute Beschäftigung nach der Ausreise ist nur möglich, wenn sich die Haushaltshilfe mindestens so lange im Ausland aufgehalten hat, wie sie zuvor im Inland beschäftigt war«, heißt es im zuständigen Merkblatt der Arbeitsagentur (zu beziehen über www.arbeitsagentur.de).

Ein weiterer und für viele entscheidender Haken an dieser Regelung ist, dass sie nicht gerade billig kommt. Damit die Haushaltshilfe nach allen Abzügen, Steuern und Sozialversicherungen einen Nettolohn von beispielsweise 800 Euro im Monat erhält, muss ihr Arbeitgeber mehr als 1800 Euro aufbringen. Wenn man nun bedenkt, dass der Pflegebedürftige darüber hinaus auch noch die üblichen Lebenshaltungskosten zu bezahlen hat, Versicherungen, Wohnungsmiete und so fort, kommt man auf eine erkleckliche Summe. Wer hat so viel Rente? Und dabei sind 800 Euro für die Rund-um-die-Uhr-Betreuung eines alten, gebrechlichen Menschen nebst Sieben-Tage-Woche eine miserable, ja skandalöse Bezahlung. Wer sich dafür schämt, hat zwei Möglichkeiten: Entweder legt er schwarz noch etwas drauf, womit sich die Illegalität schon wieder ins Arbeitsverhältnis eingeschlichen hätte, oder er zahlt mehr als die 1800 Euro in dieser Beispielrechnung – und muss dann natürlich auch die entsprechend höheren Steuern und Sozialabgaben bezahlen. Die monatlichen Kosten wären damit endgültig im Reich des Unbezahlbaren. Denn die Leistungen aus der Pflegeversicherung können dafür selbstverständlich nicht in Anspruch genommen werden. Es handelt sich ja nicht um Pflegekräfte, sondern um Haushaltshilfen.

Eine Legalisierung nach diesem Modell, die eine wirkliche Legalisierung gar nicht ist, bedeutet also entweder eine geradezu ausbeuterische Entlohnung der Hilfskräfte oder eine finanzielle Überforderung der meisten Pflegebedürftigen. Ergebnis: Der Großteil der Pflegerinnen aus Osteuropa weigert sich, in dieser Form legalisiert zu werden. Und die wenigsten deutschen Familien stellen überhaupt Anträge auf eine solche Legalisierung. In den ersten eineinhalb Jahren seit Bestehen dieser Regelung haben diesen Weg in ganz Deutschland nicht mehr als gut 2500 Personen beschritten. Und das bei 100 000 Haushalten, in denen osteuropäische Frauen arbeiten.

Das Modell wird nicht angenommen, es ist so praxisfern wie das Vorgängermodell, es geht an der Wirklichkeit vorbei.

Der Pflegenotstand ist da, und kein Mittel ist dagegen in Sicht. Nicht nur in Deutschland ist das so. In anderen westeuropäischen Staaten ist die Lage ähnlich. In Österreich, einem Land, in dem bei nur sieben Millionen Einwohnern die stattliche Zahl von 40 000 Pflegekräften aus dem Osten tätig ist, wurde der Pflegenotstand sogar Thema des Wahlkampfs 2006. Während Bundeskanzler Wolfgang Schüssel noch versicherte, in Österreich gebe es so etwas wie Pflegenotstand nicht im Mindesten, wurde plötzlich publik, dass in seiner Familie eine Slowakin gearbeitet hatte – als illegale

Pflegerin für des Kanzlers Schwiegermutter. Der schickte sogleich seine Pressesprecherin an die Front mit der dringlichen Mitteilung, Wolfgang Schüssel habe mit diesem Fall von Schwarzarbeit selbstverständlich nicht das Geringste zu tun, er habe von nichts gewusst, das Arrangement habe seine Frau getroffen.

Etwas Gutes hatte die österreichische Debatte gleichwohl. Die politischen Parteien bezogen Position, Grüne und Sozialdemokraten sprachen sich für eine Legalisierung der illegalen Arbeitsverhältnisse aus ebenso wie – nach einer Umfrage des Politmagazins »Profil« – siebzig Prozent der Bevölkerung. Und Wirtschaftsminister Martin Bartenstein – von der Österreichischen Volkspartei wie der Kanzler auch – plädierte immerhin dafür, das Gesetz nicht anzuwenden und illegale Pflegerinnen nicht zu verfolgen. Begründung: »Ohne die illegal in Österreich tätigen ausländischen Pflegekräfte geht es kurzfristig nicht.« Offenbar herrschen in Österreichs Regierung etwas unterschiedliche Ansichten darüber, ob es nun einen Pflegenotstand gibt oder nicht.

Der Sohn, kaum war er in seiner Stadt angekommen, hatte begonnen, sich über all das zu informieren. Nichts schien ihm dringlicher im Moment, als Teresa aus der Illegalität zu holen. Denn die Nachrichten aus der Vaterstadt stimmten hoffnungsvoll: Der Vater zeigte sich am Telefon von Tag zu Tag mehr angetan von seiner Pflegerin, ja, in seiner gewohnt kargen Art schienen sich gar Spurenelemente von Begeisterung zu finden. Auch die Schwester bestätigte das, im Vaterhaus gehe es gut, nein, den Umständen entsprechend sogar sehr gut. Teresa sei nach wie vor ein Glückstreffer, der Vater zeige sich auf wunderbare Weise entspannt.

Den Sohn in der Ferne beruhigte das ungemein, aber

umso mehr musste dieses Glück doch festgehalten werden, festgeklammert, festgebunden, auf dass es sich nicht aus dem Staube mache, auf dass es sich dauerhaft niederließe im Vaterhaus. Wir müssen Teresa mehr bezahlen, dachte der Sohn, wenn ich das nächste Mal zu Besuch bin, dann überrede ich den Vater, dass er die 1100 Euro aufstockt, 1300 im Monat, das wäre schon besser, ach was, 1400 sollen es sein, damit läge Teresa in der oberen Region der Gehälter, die für osteuropäische Pflegerinnen bezahlt werden. Und dann würde sie gewiss bleiben, für immer und ewig, na ja, für eine gewisse Zeit wenigstens. 1400 Euro auf die Hand, Kost und Logis frei, das ist ja nun wirklich keine Kleinigkeit. Aber noch wichtiger als das Geld ist die Legalisierung, dachte der Sohn. Die Pflegeverbände machten immer mehr Front gegen die Illegalen, hatte der Sohn gehört, sie fürchten ums Geschäft. Und sie haben Grund dazu: Denn natürlich gibt es auch auf dem Markt der osteuropäischen Pflegekräfte schwarze Schafe. Es gab Berichte von polnischen Vermittlern, die den Fahrzeugen der deutschen ambulanten Pflegestationen folgten, warteten, bis die Altenpflegerinnen wieder bei ihrer Kundschaft zur Tür herauskamen, dann selbst läuteten und ihre Dienste für den halben Preis anboten. Auch kursierten Geschichten über Vermittlungsagenturen, die Hilfskräfte »ganz legal« anboten: Sozialversicherungen und Steuern würden korrekt im Heimatland abgeführt. In Wirklichkeit entpuppten sich solche Agenturen nicht selten als Briefkastenfirmen, die Vermittlungsgebühren einstrichen, aber keinen Cent an den Staat weitergaben. Der Verteilungskampf wird härter, dachte der Sohn. Vielleicht gab es aber auch feindselige Nachbarn, die Anzeige erstatteten. Schließlich zeigte sich Teresa ja durchaus in der Öffentlichkeit, wenn sie den Vater im Rollstuhl durchs Viertel schob. Haben wir eigentlich feindselige Nachbarn?, fragte sich der Sohn. Gibt es jemanden, der uns Böses will? Eigentlich nicht, fand er, aber man weiß ja nie. Nicht auszudenken jedenfalls, was geschähe, wenn plötzlich Fahnder am Vaterhaus klingelten.

Umso größer war seine Enttäuschung, ja sein Entsetzen, als er sich mit diesem Legalisierungsmodell beschäftigte. Er rechnete hin und her, erwog seine Möglichkeiten, Geld zuzuschießen, aber das Ergebnis blieb immer gleich: Teresa so viel zu bezahlen, wie es ihm gerecht schien, überstieg die finanziellen Verhältnisse bei weitem. Und dann dieses Rückkehrverbot, wenn sie einmal nach Hause fahren wollte, um Urlaub zu machen oder nach ihren Kindern zu sehen. Er verstand sehr wohl, dass damit das Entstehen von dauerhaften Arbeitsverhältnissen verhindert werden sollte. Aber genau so etwas braucht doch der Vater, jemanden, auf den er sich verlassen kann, zu dem er Vertrauen entwickeln kann, nicht alle paar Wochen ein neues Gesicht. Pflege hört doch nicht damit auf, wenn der Patient gewaschen ist, dachte der Sohn – wie oft habe ich das jetzt schon gedacht? Warum versteht das denn niemand? Da machen sie ein Gesetz und machen es so, dass es an den tatsächlichen Bedürfnissen der Pflege vorbeigeht.

Und merken es offenbar gar nicht. Nichts zeigt das besser als ein Satz, den der Staatssekretär im Bundeswirtschaftsministerium, Joachim Wuermeling von der CSU, in einer Sendung des Magazins »Panorama« von sich gab: »Ich kann nur diejenigen Bürgerinnen und Bürger, die betroffen sind von einem Pflegefall, darum bitten, alle legalen Möglichkeiten auch auszuschöpfen, um den Pflegebedarf auch zu befriedigen. Ich denke, dass das mit den gegebenen Möglichkeiten auch geht. Wir sind nicht darauf angewiesen, unser Pflegeproblem durch Illegalität zu lösen.«

Und die 100 000 deutschen Haushalte, die Illegale beschäftigen? Alles Menschen, die nicht darauf angewiesen sind? Die aus purem Übermut Schwarzarbeiterinnen beschäftigen? Eine Volksbewegung der Hallodris?

Manchmal sind Politiker sehr weit weg von den Menschen.

Also konstatierte der Sohn, dass auch die Lösung, von der er geglaubt hatte, sie könne nun die wirkliche, endgültige Lösung sein, in Wahrheit keine war. Keine, mit der er sich auf Dauer anfreunden könnte. Und er fühlte, wie die Beklemmung wieder in ihm hochstieg. Hört das denn nie auf?, dachte er. Genauso war es: Das hört nie auf, weil es unlösbar ist.

Die Notlage, in die Vater, Sohn und Tochter geraten waren, ist die Notlage einer ganzen Nation. Die Gesellschaft des beginnenden 21. Jahrhunderts ist nicht mehr in der Lage, eine Antwort auf eine fundamentale Frage ihrer Existenz zu geben. Sie hat keine Mittel und keine Konzepte dafür. Gäbe es die Hilfstruppen der Osteuropäerinnen nicht, das deutsche Pflegesystem würde sofort zusammenbrechen, der Kollaps wäre unvermeidlich. Auch der finanzielle: Hätten die 100 000 deutschen Haushalte nicht mehr ihre Pflegerinnen aus dem Osten, wäre die jetzt schon hochdefizitäre Pflegeversicherung von einem Moment auf den anderen bankrott.

Die deutsche Politik hat allzu lange auf eine grundsätzliche Veränderung nicht reagiert, auf die fortschreitende Lebenserwartung, auf die Zunahme hochbetagter Menschen und damit das massive Anwachsen der Zahl der Pflegebedürftigen. Obwohl das alles absehbar war, wird die Politik nun davon überrascht. Also entstehen Lösungsversuche auf eine Art und Weise, wie man sie eigentlich nicht haben wollte. Es ist wie mit einem Fluss, der Hochwasser führt, dachte

der Sohn. Wenn nicht vorgesorgt ist, wenn es keine Auffang-
becken gibt, keine Gebiete, die gefahrlos geflutet werden
können, dann sucht sich das Wasser eben seinen eigenen
Weg und ergießt sich, wohin es will. Es sucht gewaltsam
Auswege.

Das mit den Pflegerinnen aus Osteuropa ist auch so etwas, fand er. Es ist ein Ausweg, oft der einzige Ausweg. Er
löst das Problem kurzfristig; wie gut, dass es ihn gibt. Aber
es ist nur eine Notlösung. Natürlich, dachte der Sohn, darf
diese Notlösung nicht kriminalisiert werden. Menschen, die
ihre letzte Zuflucht bei Pflegerinnen aus dem Osten suchen,
sind schließlich keine Verbrecher. Es sind Menschen in Not,
und es sind oft Menschen, die den Artikel eins des Grund-
gesetzes, den mit der Menschenwürde, besonders ernst nehmen. Also muss die Politik handeln, muss ihnen die Angst
nehmen. Eine Duldung der illegalen Verhältnisse gebietet
nicht nur der Anstand, das gebieten die realen Verhältnisse.
Eine Gesellschaft kann nicht einfach an ihrer Wirklichkeit
vorbeileben. Die Pflegefälle sind nun einmal da.

Auf der anderen Seite kann die Hilfe aus Osteuropa kein
wirkliches Pflegekonzept ersetzen. Zumal gerade in diesen
Ländern eine demographische Entwicklung bevorsteht, die
es wenig wahrscheinlich macht, dass in einiger Zukunft noch
viele Pflegerinnen nach Deutschland kommen werden. Die
Vereinten Nationen prognostizieren gerade für Osteuropa
einen Bevölkerungsschwund ohne Beispiel. Im Jahr 2050
wird nach ihren Berechnungen die Einwohnerzahl von Bulgarien um 43 Prozent zurückgegangen sein, in Ungarn um
15 Prozent, in Rumänien um 20 und in Polen um immerhin
noch 14 Prozent.

Wer kommt dann nach Deutschland und pflegt die Alten?
Verlagert sich die Herkunft der rettenden Engel etwa noch

weiter nach Osten, kommen sie in einigen Jahren aus China? Wohl kaum. Sie werden zu Hause bleiben und sich um die eigenen Alten kümmern müssen. Denn China ist eine besonders schnell alternde Gesellschaft. Wegen der Ein-Kind-Politik ist heute schon abzusehen, dass immer weniger junge Menschen für immer mehr alte aufkommen müssen. Das Heer der Rentner wächst und wächst, und die Großfamilien, einst angestammter Platz der Altersversorgung, sind vom Aussterben bedroht. Und China ist darauf so wenig vorbereitet wie das alte Europa.

Es führt kein Weg daran vorbei, dachte der Sohn, wir werden das Problem der Altenpflege in unserem eigenen Land, in unserer eigenen Gesellschaft lösen müssen. Aber dazu müsste etwas Grundsätzliches verändert werden. Wir müssten beginnen, das Alter in einer ganz neuen Form ernst zu nehmen. Begreifen, dass es sich dabei nicht mehr um die Jahre eines auslaufenden Lebens handelt, wenige Jahre, die mit einiger Mühe und noch mehr Improvisationstalent wie nebenher über die Lebensbühne gebracht werden müssen. Nein, das Alter ist ein eigener, langer und immer länger werdender Lebensabschnitt. Und in diesem Lebensabschnitt ist Pflege nicht mehr die Ausnahme, sondern die Regel. Diese Pflege gilt es, neu zu organisieren.

Dafür braucht es zunächst eine ganz andere Bewertung dessen, was Pflege heißt. Bisher sind Altenpfleger in der Hierarchie der Berufe ganz unten angesiedelt. »Erst kommen die Müllmänner, und dann kommen schon wir, die Arschwischer der Nation«, sagt eine Altenpflegerin, 48 Jahre, 15 davon im Beruf, ausgebildet, examiniert. Monatlicher Bruttoverdienst: zurzeit 2030 Euro. Schlechte Bezahlung führt zu schlechter Pflege, sagt sie. Altenpfleger können sich nichts leisten, haben keine Lobby, aber dafür ein schlechtes Image und einen äußerst belastenden Beruf. »Das führt zu Minderwertigkeitsgefühlen, und die führen wiederum zu Aggressionen. Wie sie sich selbst behandelt fühlen, so behandeln sie die Alten.«

In der Tat herrscht weithin die Auffassung vor, Altenpflege könne jeder und jede leisten, das sei eigentlich gar kein richtiger Beruf. Nichts kennzeichnet das besser als Vorschläge aus der Politik, man könne ja Hartz-IV-Empfänger als Altenpfleger einstellen. Undenkbar, dass jemand auf die Idee käme, etwas Ähnliches etwa für Krankenhäuser zu fordern. Altenpflege gilt eben wenig. Das machen Leute, die sich sonst nichts zutrauen, heißt es oft. Und manchmal ist das auch wahr. Kein Wunder, dass es die Meisten in diesem Beruf nicht aushalten. Kaum zehn Jahre hält ein Altenpfleger normalerweise durch, dann sucht er sich etwas Neues.

Das alles muss sich ändern. Der Beruf des Altenpflegers bedarf einer dringenden und massiven Aufwertung. Eine Grundvoraussetzung dafür ist eine erheblich bessere Bezahlung. Ohnehin führt kein Weg an der Erkenntnis vorbei, dass das verlängerte Leben seinen Preis hat, seine Kosten. Noch wird im Moment nur über das Problem der Renten gesprochen, über die zunehmende Unbezahlbarkeit der zunehmenden Jahre. Es wird nicht dabei bleiben, dafür werden die immer zahlreicheren Alten sorgen. Sie werden Sturm laufen gegen das Altern zum Billigtarif. Denn es ist ein unmenschliches Altern. Wer das nicht will, kommt um die Konsequenz nicht herum: Es muss mehr Geld ins System Altenpflege, das ist nicht populär, aber es ist wahr. Wie viel uns die Pflege wert ist, zeigt die Tatsache, dass Beiträge wie Leistungen der Pflegeversicherung seit zehn Jahren nicht erhöht wurden. Aber erst wenn Pfleger und Pflegerinnen besser bezahlt werden, kann sich das Gefühl einstellen, dass ihre Arbeit etwas Wertvolles ist. Und wenn ihre Arbeit wertvoll ist, wenn ein Bewusstsein dieses Werts entsteht, dann wird die Pflege insgesamt besser.

Das ist längst nicht alles. Wir müssen das gesamte System der Pflege umstürzen, dachte der Sohn. Die Pflegeversicherung muss befreit werden von diesem grotesken, inhumanen Diktat des Minutentakts. Es muss ein Ende haben mit der ständigen Hetze, die selbst die Wohlmeinendsten dazu zwingt, sich in Pflegemaschinen zu verwandeln. In erster Linie aber heißt das: Wir müssen raus aus den Heimen! Es kann nicht angehen, dass wir 17 Milliarden Euro pro Jahr in die Pflege pumpen und dabei etwas entsteht, das den Namen Pflege in so vielen Fällen nicht verdient. Es darf nicht sein, dass unter den gut 9000 Pflegeheimen ein Drittel schwarze Schafe sind, wie die Vorsitzende des Berufsverbands Altenpflege, Christina Kaleve, schätzt. Und das ist eine vorsichtige Schätzung, wie man aus den Berichten weiß, die der Medizinische Dienst der Krankenkassen vorgelegt hat. Aber selbst wenn es wirklich »nur« ein Drittel aller Heime sein sollten, so heißt das noch lange nicht, dass beim Rest die Verhältnisse viel mit Menschenwürde zu tun hätten. Das gute Pflegeheim ist nach wie vor die Ausnahme. Solange Heime, dachte der Sohn, in ihrer Mehrzahl so sind, wie sie sind, gehören sie abgeschafft.

Denn Alternativen gibt es ja. Neben dem betreuten Wohnen, das noch eine gewisse Selbständigkeit der Pflegebedürftigen voraussetzt, sind das vor allem die Alten-WGs. Der Sohn hatte davon schon oft gehört und immer gedacht: Mein Vater in einer Wohngemeinschaft? Etwas Unvorstellbareres gibt es gar nicht. Dieser Eigenbrötler plötzlich in einer WG, ausgerechnet auf seine alten Tage? Er hatte den Gedanken weit von sich gewiesen, so absurd fand er ihn. In Wirklichkeit war er nur schlecht informiert. Denn eine Alten-WG hat mit einer Studenten-WG in den meisten Fällen nicht viel mehr gemein als die Tatsache, dass bei beiden mehrere Menschen unter einem Dach wohnen. Ansonsten aber muss man sich unter einer Alten-WG weder vorstellen, dass sich die Bewohner gegenseitig zwanghaft duzen, noch dass sich in der Küche Berge von gebrauchtem Geschirr stapeln. Man teilt weder Geld noch Gesinnung. Man teilt sich vielmehr das Pflegepersonal. Und wenn daneben noch persönliche Beziehungen der Wohngemeinschaftsmitglieder entstehen, umso besser. Natürlich gibt es auch andere Formen, bei denen diese persönlichen Beziehungen im Vordergrund stehen, Menschen, die sich zusammentun, um miteinander im Alter zu leben und nicht mit irgendjemand Beliebigem. Das kann so sein, das muss nicht so sein.

Als der Sohn damals, an den Krisentagen in der Vaterstadt, bei jenem Pflegedienst angerufen und erfahren hatte, dass dort für die Rundum-Betreuung 10 000 Euro verlangt wurden, hätte er ins Nachdenken kommen können: Zwar musste für den Vater jemand 24 Stunden am Tag da sein, aber das hieß ja nicht, dass die kompletten 24 Stunden durchgehend etwas für ihn zu tun war. Das bedeutet: Pflege kann man teilen. Nach diesem Prinzip funktionieren ursprünglich ja auch die Heime. Die Wohngemeinschaft macht das Gleiche, nur in viel kleinerem Rahmen, in dem die Individualität des Einzelnen zu seinem Recht kommen kann. Wo die Pflegebedürftigen allein sein können, wenn sie wollen, wo ihnen niemand Gesellschaft aufzwingt und wo für sie diese Gesellschaft zugleich jederzeit erreichbar ist.

Das gibt es mittlerweile nicht nur in behindertengerecht sanierten Altbau-Villen, in denen eine gut betuchte Alten-Elite sich für die letzten Jahre das Beste vom Besten gönnt.

Immer mehr WGs für Alte entstehen, seitdem damit vor zwanzig Jahren in Bielefeld begonnen wurde. Und weil das Wort manchen abschreckt, heißen sie mitunter auch Wohnpflegegruppen. Und die Idee zieht inzwischen auch ins alte Pflegeheim ein: Aufteilung in kleinere, viel kleinere Einheiten, Abschied von der Massenabfertigung – das kann die Zukunft sein. Und wird die Zukunft sein, wenn das Thema Pflege endlich ernst genommen wird, wenn die Menschen beginnen, ihr Alter in die Hand zu nehmen, wenn sie noch jung genug sind, es zu können.

Doch das war Zukunft. Die Gegenwart lag 700 Kilometer entfernt, hieß Vater, hieß Teresa. Und noch immer hielt diese Gegenwart die Träume des Sohnes besetzt, obwohl die Nachrichten aus der Vaterstadt nach wie vor ermutigend waren. Dennoch, das Thema hatte er mit in seine Stadt genommen, es wollte ihn nicht loslassen. Er fühlte sich nicht leer und ausgebrannt nach der Anstrengung der letzten Wochen, er fühlte sich angefüllt mit Eindrücken und Gefühlen wie kaum je in seinem Leben. Und er glaubte, dass alle, die nach großen Ereignissen von der Leere sprachen, die sie nun fühlten, eigentlich das Volle, das viel zu Volle meinten. Jetzt erst, so viele Tage später, drängten die Bilder nach vorne, die er so lange Zeit von sich ferngehalten hatte: Wie er damals, nach dem Anruf seiner Schwester, im Elternhaus angekommen war und die Mutter tot auf dem Bett liegen sah, wie dann später die Männer des Bestattungsunternehmens gekommen waren und die Mutter in einen schwarzen Plastikstoff einhüllten und aus dem Haus trugen. Immer wieder kehrten die Bilder der toten Mutter zurück, und dazwischen war das Gesicht des Vaters, dieses starre Gesicht, dem jede Farbe fehlte. Alle diese Bilder waren mächtiger als der Alltag in seiner Stadt, als der Beruf, als das Leben mit seiner Frau und den Kindern. Da war etwas noch nicht fertig. Das brannte nicht mehr, aber es schwelte. Er musste etwas zu Ende bringen. Der Sohn wusste nicht wie und auch nicht was, aber er spürte, dass er zu früh aus der Vaterstadt weggefahren war, dass er zurückmusste. Er fand, dass er noch etwas zu tun hatte. Er konnte nicht bleiben, und er wusste nicht, warum.

»Ich komme morgen Abend. Ich nehme diesmal den Zug, den späten, ich bin erst kurz vor elf Uhr da. Du bist doch noch wach?«

»Natürlich bin ich wach, ich hole dich ab, und du übernachtest bei uns«, sagte die Schwester. »Aber warum kommst du jetzt schon? Du bist doch gerade mal zwei Wochen weg.«

»Hab Heimweh«, sagte der Bruder und versuchte ein lockeres Lachen. Es sollte selbstironisch klingen. »Ich komme auch nur für drei Tage. Ich muss noch was in Ordnung bringen.«

»Ist doch alles in Ordnung.«

Kurz vor elf Uhr abends stand die Schwester am Bahnhof. Der Bruder sah sofort, dass nichts in Ordnung war. Auch bei ihr nicht.

Sie könne nicht mehr schlafen seitdem, sagte sie. Sie finde nicht mehr zu sich und zur Ruhe, und die Ursache dafür sei, der Bruder möge ihr das nicht übel nehmen, noch immer dieselbe wie damals: dass sie es nicht geschafft habe, den Vater zu sich zu nehmen. Natürlich gebe es da tausend gute Gründe, sie wisse das, und man brauche jetzt gewiss nicht noch einmal von vorne anfangen. Aber wie sie es auch drehe und wende, sie werde ihr schlechtes Gewissen nicht los, es plage sie von morgens bis abends und von abends bis morgens noch viel mehr.

»Geht mir so ähnlich«, sagte der Bruder, »deshalb bin ich ja wieder da.«

»Aber was können wir dagegen machen?«, fragte die Schwester.

»Ich weiß nicht. Ich muss es herausfinden.«

»Du wirst nichts finden, glaube ich. Wahrscheinlich gibt es nur eins: Wir müssen uns an das schlechte Gewissen gewöhnen, damit leben lernen.«

Am nächsten Vormittag fuhr der Sohn ins Vaterhaus.

»Viel freien«, sagte Teresa, »ich freien, Vater freien.«

Der Vater freute sich in der Tat. Er zeigte sich gesprächig, wie ihn der Sohn seit Jahren nicht mehr erlebt hatte, er erkundigte sich genau und mit offensichtlicher Wissbegierde nach der Arbeit des Sohns und seiner Frau, nach dem Wohlergehen der Kinder. Das hatte er früher kaum je getan. Und die Blässe war ganz und gar aus seinem Gesicht gewichen.

Ob er die nächsten Tage zufälligerweise in ein Plattengeschäft komme, fragte der Vater. Es gebe da nämlich etwas sehr Interessantes. Hélène Grimaud, eine Pianistin, er habe sie dieser Tage im Radio gehört, Schumann, sensationell. Der Sohn könne sich doch mal erkundigen, ob es auch Mozart-Einspielungen gebe von dieser Grimaud.

»Du hörst wieder Musik?«, fragte der Sohn.

»Habe ich das etwa je aufgehört?«, sagte der Vater.

Der Sohn schmunzelte ein wenig. Der Vater wollte in seinem neu erwachten Musikinteresse offenbar wirklich nicht wahrhaben, wie er in den letzten Jahren gelebt hatte, abgeschieden, abgeschnitten, uninteressiert. Dass er erst jetzt von der Pianistin gehört hatte, war der beste Beweis dafür. Aber das behielt der Sohn für sich. Er sagte nur: »Das mit Mozart wird wahrscheinlich schwierig. Die spielt eher romantische Sachen.«

Dann kam die Sache mit dem Rollator. »Vater, Gymnastik«, rief Teresa und geleitete den Vater auf den Gehsteig vor dem Haus, wo schon jener Rollwagen stand, den der Vater stets verabscheut hatte. Aber diesmal streckte er seine Arme zum Rollator aus, als gebȫte eine unsichtbare Macht über ihn, stemmte mit sichtbarer Anstrengung, aber mit gutem Willen sein Gewicht darauf, lieferte sich Teresas Griff an seine Oberarme aus, straffte den Körper, als er diesen Griff spürte, und tat einen kleinen Schritt. Er machte einen zweiten, einen dritten, und dann war er einen Meter gegangen, zwei Meter, drei Meter. Teresa ließ ihn umkehren, und er ging die drei Meter zurück in kleinsten Schritten, er atmete schwer. Es sei genug für heute, befand Teresa, morgen werde man weitertrainieren, »machen Muskel«. Der Vater war schweißüberströmt, dem Sohn stand der Mund offen, und er klatschte dem Vater Beifall mitten auf dem Gehsteig. Aber eigentlich galt dieser Beifall Teresa.

Später, der Vater hielt seine Mittagsruhe, saß der Sohn mit Teresa einen Stock tiefer im Wohnzimmer und trank Kaffee. Er machte ihr die allergrößten Komplimente ob des Gesundheitszustands des Vaters, auch das Haus und der Garten, alles sei so prächtig in Schuss wie schon lange nicht mehr, er wisse gar nicht, wie er ihr danken solle. Natürlich werde er mit dem Vater über eine Erhöhung des Monatslohns sprechen, das sei eine Selbstverständlichkeit. Wie sie denn zurechtkomme mit ihm, er sei ja nicht immer ganz einfach, ungeduldig und manches Mal auch recht herrisch.

»Oh, Vater keine Problem. Manchmal bisschen gestreiten, aber dann alles gut.«

Und Teresa erzählte, wie sie und der Vater die Tage verbrächten, ein altes und sehr ungleiches Paar, wie sie ihn im Rollstuhl durchs Viertel schiebe, tägliche Spaziergänge, bis zu zwei Stunden bei entsprechendem Wetter. Wie der Vater immer mehr aufblühe, wie glücklich sie darüber sei.

Die Tage würden wie im Flug vergehen, es sei ja so vieles zu tun in diesem Haus und ganz besonders im Garten, ob der Sohn gesehen habe, wie schön sie die Blumenbeete gerichtet habe?

Natürlich hatte er das gesehen, und er machte noch einmal Komplimente. Dann fragte er: »Und die Einsamkeit?«

Da sagte Teresa nichts, es war das erste Mal, seitdem der Sohn sie kannte, dass sie eine Weile schwieg, bevor sie antwortete. Dann begann sie zu erzählen, es wurde eine lange Erzählung, der Sohn musste immer wieder nachfragen, weil sich ihr kurioses Deutsch manchmal in die erstaunlichsten Wendungen verdrehte, aber schließlich glaubte er, verstanden zu haben. Das mit der Einsamkeit, ja, da hatte er den Nagel auf den Kopf getroffen, das war wirklich Teresas Hauptproblem, das einzige, sagte sie. An den Abenden, wenn der Vater schlief oder zumindest ruhig in seinem Bett lag, da hatte sie niemanden, der jetzt für sie da gewesen wäre. Vielleicht ein Telefongespräch mit einem ihrer Kinder, das war alles. Ja, auch zu Hause in Polen sei es in der letzten Zeit einsam um sie geworden. Die Kinder aus dem Haus, und dann vor zwei Jahren die Scheidung von ihrem Mann. Ob es denn gar niemand anderen gebe, wollte der Sohn wissen. Ach ja, und da war in Teresas Augen schon wieder ihr Lachen, da sei schon, nein, da sei nichts, und sie beschloss das Thema mit einem entschiedenen »Ich nein machen viele Hoffnung«.

Im Übrigen, das wolle sie jetzt doch noch sagen, müsse der Sohn nicht fürchten, sie wolle bald wieder nach Polen zurück. Nein, alles werde so sein, wie sie es gesagt habe. Sie bleibe jetzt drei Monate, dann werde Renata kommen, dann wieder sie und so fort.

Der Sohn machte sich dennoch Sorgen.

Tags darauf fuhr er den Vater zum Friedhof, um das Grab

der Mutter zu besuchen, er saß noch einmal lange mit Teresa zusammen, führte Gespräche gegen die Einsamkeit, und am Abend bei der Schwester wurde es spät.

»Ich weiß nicht, ob Teresa lange bleibt«, sagte der Bruder, und er dachte an das freundliche Gesicht seines Vaters und an Teresas lustige Augen. Es war, als schüttle es ihn ein wenig.

Weil die Schwester das sah, sagte sie: »Aber erst mal bleibt sie. Das ist doch was.«

»Ja«, antwortete der Bruder, »das ist was, und wenn wir überlegen, was wir vor drei Wochen alles erlebt haben, ist das sogar sehr viel.«

Aber wir haben keine Gewissheit, dachte er. Das sagte er jedoch nicht.

Am nächsten Morgen, als er zurückfuhr in seine Stadt, dachte er: Genau das ist es, die Gewissheit von früher, die wird es nie mehr geben, auch keine wirkliche Beruhigung. Vielleicht habe ich deshalb noch einmal hierher fahren müssen, um das zu begreifen. Die Ordnung, die er so gerne wieder in sein Leben gebracht hätte, war nicht zu bekommen, Unruhe, das war ihm jetzt klar, würde von nun an zu seinem Leben gehören. Und zu dem seiner Schwester. Und zu dem seines Vaters. Es war ein Leben auf Risiko geworden. Die schlimmen Träume würden so schnell nicht aufhören. Wenn das Telefon läutete, würde er jedes Mal fürchten, es könnten schlechte Nachrichten aus dem Vaterhaus sein. Das Leben war anders geworden, er hatte eine Verantwortung übernommen, die ihn so schnell nicht wieder losließ. Er hatte getan, was er konnte. Er fand, dass das nicht wenig war, aber es war nicht genug. Und er hatte das Gefühl, dass diese Geschichte noch nicht zu Ende war.

Anhang

Wie erkennt man ein gutes Pflegeheim?

Die Frage bewegt die Alten, die Frage bewegt die Jungen, die sich um die Alten kümmern sollen: Wie findet man ein gutes Pflegeheim? Die Frage wird immer dringlicher, da die Zahl der Pflegefälle enorm steigt und insbesondere die Demenzerkrankungen rapide zunehmen. Bis zum Jahr 2050 wird sich ihre Zahl auf etwa zwei Millionen verdoppelt haben. Und im Fall einer solchen Erkrankung gerät die Pflege zu Hause schnell an ihre Grenzen.

Leider gibt es keine leicht verständlichen oder gar objektiven Kriterien für gute oder schlechte Pflegeheime, kein Bewertungssystem mit Sternen, wie es bei Restaurants oder Hotels üblich ist. Auch die neuerdings an manchen Orten eingeführten Gütesiegel oder Zertifizierungen sind oft nicht wirklich aussagekräftig. Wer etwas über ein Pflegeheim wissen will, der hat normalerweise keine andere Wahl, als hinzugehen und die Augen aufzumachen. Und lange Gespräche zu führen.

Um zu wissen, worauf es dabei ankommt, lohnt es sich, die Checklisten für Pflegeheime zu studieren, die im Internet kursieren. Die wohl ausführlichste gibt es beim Bundesministerium für Familie, Senioren, Frauen und Jugend, Titel: »Auf der Suche nach einem Heim«, zu finden unter www.bmfsfj.de.

Solche gut gemeinten Listen haben allerdings einen entscheidenden Nachteil: Niemand kann garantieren, dass auf Fragen nach der Essensqualität etwa oder nach der ärztlichen Versorgung, nach der Personaldecke oder der Sterbebegleitung auch ehrlich geantwortet wird.

Also wird man auch nach anderen Informationsquellen suchen müssen. Das Beste dafür ist, unangemeldet zu Besuch zu kommen und mit Heimbewohnern und möglichst auch mit Angehörigen zu sprechen. Da erfährt man, was die Heimleitung vielleicht verschwiegen hat.

Ansonsten: dem gesunden Menschenverstand vertrauen! Wenn es im Heim zum Beispiel nach Ausscheidungen riecht, heißt das, dass Einlagen nicht rechtzeitig oder oft genug gewechselt werden. Und das bedeutet wiederum, dass vermutlich zu wenig Personal beschäftigt wird. Besonders wichtig ist es auch nachzusehen, welchen Eindruck die Heimbewohner machen. Wirken sie gepflegt, ordentlich gekleidet? Sitzen sie apathisch herum, oder ist im Heim so etwas wie Lebendigkeit zu spüren? Auch die Möblierung ist von Bedeutung: Ist sie unpersönlich und steril, oder sind die Möbel auf alte Menschen ausgerichtet? Dürfen sie gar eigene Möbel mitbringen? Wenn das möglich ist, könnte das auch heißen, dass in diesem Haus auf die Vorlieben und Gewohnheiten des Einzelnen Rücksicht genommen wird. Die Erhaltung eines Restes von Individualität ist ein ganz wesentlicher Faktor im Pflegeheim.

Das Wichtigste von allem aber ist, auf den Umgangston im Heim zu achten: Wie sprechen die Pfleger mit den Bewohnern? Wie die Pfleger und Pflegerinnen miteinander? Sehr genaues Hinhören empfiehlt sich auch beim Gespräch mit der Heimleitung. Ist das der Jargon der Pflegeindustrie, oder spricht hier Herzlichkeit? Wie die Menschen im Heim miteinander reden, das verrät fast alles: Wo liebevoll gesprochen wird, ist wohl auch sonst Menschenliebe zu Hause. Und allein darauf kommt es bei der Pflege an. Nicht auf Zertifikate, volltönende Pflegekonzepte und Hochglanzprospekte. Deshalb ist es bei aller Schwierigkeit im Grunde doch ganz einfach, das richtige Heim zu erkennen: Wo Menschen gut zueinander sind, da ist ein gutes Heim.

Zum Weiterlesen

Bücher zum Thema Alter sind mittlerweile kaum mehr zu zählen. Besonders die Ratgeber-Literatur boomt, schließlich ist guter Rat in Zeiten des Pflegenotstands gefragt wie noch nie. Aus der Fülle der Bücher sind hier zehn Titel ausgewählt, die das Thema auf eine ganz besondere Weise angehen und jenen empfohlen seien, die sich intensiver darauf einlassen wollen. Es sind nicht nur Sachbücher, es haben sich auch zwei Romane darunter gemogelt – und sogar ein Gedicht-band.

Claus Fussek, Sven Loerzer: Alt und abgeschoben. Der Pflegenotstand und die Würde des Menschen. 193 Seiten, Freiburg: Herder 2005.
   Das Kompetenteste und Kritischste, was es über die deutsche Pflegekatastrophe gibt. Claus Fussek kämpft seit vielen Jahren gegen Missstände in der Altenpflege. Sven Loerzer ist Redakteur der »Süddeutschen Zeitung«. Ein hartes, mitunter schockierendes, faktenreiches Buch.

Markus Breitscheidel: Abgezockt und totgepflegt. Alltag in deutschen Pflegeheimen. 240 Seiten, Berlin: Econ 2005.
   Der Autor arbeitete undercover mehr als ein Jahr in fünf deutschen Pflegeheimen. In vier davon erlebte er die Hölle. Ein Buch, das von andauernden Menschenrechtsverletzungen berichtet und durch die Unmittelbarkeit der schrecklichen Anschauung überzeugt.

Hannelore Schlaffer: Das Alter. Ein Traum von Jugend. 110 Seiten, Frankfurt am Main: Suhrkamp 2003.

Ein schwungvoll geschriebener Essay der Germanistikprofessorin Hannelore Schlaffer. Ein wenig Geschichtsunterricht, ein wenig Feminismus: Auch das Alter kennt Unterschiede in den Geschlechterrollen, Männer und Frauen erleben es völlig verschieden.

Pat Thane (Herausgeber): Das Alter. Eine Kulturgeschichte. 320 Seiten, Darmstadt: Primus 2005.

Eine Kulturgeschichte des Alters von der Antike bis heute. Das Besondere an diesem Buch ist seine opulente Aufmachung. Rund 230 zum Teil farbige Bilder illustrieren auf faszinierende Weise das Alter und die Ansichten darüber in verschiedenen Jahrhunderten.

Silvia Bovenschen: Älter werden, 155 Seiten, Frankfurt am Main: Fischer 2006.

Anekdoten, Aphorismen, kleine Ich-Geschichten: Silvia Bovenschen schreibt Erinnerungen aus ihrem Leben auf, Miniaturen, und deutet diese Erinnerungen aus dem Blick einer heute Sechzigjährigen. Ein gescheites, geistreiches Buch einer engagierten Intellektuellen. Lauter Lebensklugheiten.

Klara Obermüller (Herausgeberin): Es schneit in meinem Kopf. Erzählungen über Alzheimer und Demenz. 173 Seiten, Zürich: Nagel & Kimche 2006.

Zehn Geschichten von zehn Autoren, die das Unbegreifliche zu greifen versuchen: Erzählungen über Alzheimer und Demenz. Es sind Annäherungen an eine fremde Welt, die die Frage stellen: Was ist ein Mensch außerhalb seiner Erinnerungen?

Michael Jürgs: Alzheimer. Spurensuche im Niemandsland. 349 Seiten, München: List 1999.

Der Journalist Michael Jürgs hat die Geschichte einer rätselhaften, unheimlichen Krankheit geschrieben und zugleich die Geschichte des Mannes, der sie 1906 entdeckte: Alois Alzheimer. Ein eindrucksvolles und lehrreiches Buch, das Wissenschaftler, Betroffene und Angehörige zu Wort kommen lässt.

Philip Roth: Jedermann. 172 Seiten, München: Hanser 2006.

Der Roman einer lebenslangen Flucht vor dem Tod, eine erbitterte Auseinandersetzung mit der eigenen Sterblichkeit und Gebrechlichkeit, die in dem tiefschwarzen Satz gipfelt: »Das Alter ist kein Kampf, das Alter ist ein Massaker.«

Herrad Schenk: Am Ende. 189 Seiten, Köln: kiwi paperback 2006.

Die Geschichte eines alten Ehepaars, fast durchweg erzählt als innerer Monolog der Ehefrau. Ein zorniger Blick auf das Alter und auf den Umgang der Jüngeren damit. Sehr unsentimental, sehr direkt; ein Roman, der weh tut.

Robert Gernhardt: Später Spagat. Gedichte. 128 Seiten, Frankfurt am Main: Fischer 2006.

Die letzten Gedichte des Humoristen, der 2006 starb, und eine letzte Überwältigung: Über Krankheit und Tod so zu dichten, dass man lachen muss, obwohl einem eigentlich das Lachen im Hals stecken bleiben will, das konnte nur Robert Gernhardt.

Nützliche Adressen. Eine Auswahl

VIF – Vereinigung Integrations-Förderung e.V.
Claus Fussek
Klenzestr. 57c, 80469 München, Tel. 0 89/2 01 54 66
www.vif-selbstbestimmt-leben.de

Pflege-Selbsthilfeverband e.V.
Adelheid von Stösser
Am Ginsterhahn 16, 53562 St. Katharinen, Tel. 0 26 44/36 86
www.pflege-shv.de

Forum zur Verbesserung der Situation
Pflegebedürftiger e.V.
Berengariastr. 5, 82131 Gauting, Tel. 0 89/89 31 10 54
www.verhungern-im-heim.de

Forum selbstbestimmter Assistenz
behinderter Menschen e.V.
Elke Bartz-Hollenbach
Nelkenweg 5, 74673 Mulfingen, Tel. 0 79 38/5 15
www.forsea.de

Verbraucherzentrale Bundesverband
Markgrafenstr. 66, 10969 Berlin, Tel. 0 30/25 80 05 10
www.vzbv.de

Deutsche Hospizstiftung
Europaplatz 7, 44269 Dortmund, Tel. 02 31/7 38 07 30
www.hospize.de

Handeln statt Misshandeln
Bonner Initiative gegen Gewalt im Alter e.V.
Goetheallee 51, 53225 Bonn, Tel. 02 28/69 68 68 (Notruf)
und 02 28/63 63 22 (Geschäftsstelle)
www.hsm-bonn.de

Arbeitsgemeinschaft gegen Menschenrechtsverletzungen
Alexander Frey
Riemerschmidstr. 41, 80933 München, Tel. 0 89/3 13 30 28

Bundesverband Graue Panther e.V.
Brunnenstr. 153, 10115 Berlin, Tel. 0 30/44 03 72 84
www.bv-graue-panther.de

Alzheimer Angehörigen-Initiative e.V.
Reinickendorfer Str. 61, 13347 Berlin, Tel. 0 30/47 37 89 95
www.alzheimerforum.de

Alzheimer-Ethik e.V.
Lappenbredde 10, 59063 Hamm, Tel. 0 23 81/9 72 28 84
www.alzheimer-ethik.de

Forum Gemeinschaftliches Wohnen e.V.
Brehmstr. 1a, 30173 Hannover, Tel. 05 11/4 75 32 53
www.fgwa.de

Eine Liste zahlreicher lokaler Senioren-Hilfsorganisationen mit Selbstdarstellungen findet sich unter der Adresse: www.senioren-initiativen.de

Eine Liste kommunaler Beschwerdestellen, an die sich Betroffene und Angehörige wenden können gibt es in der Anlage zur »Charta der Rechte Hilfe- und Pflegebedürftiger«, die kostenlos beim Ministerium für Familie, Senioren, Frauen und Jugend bezogen werden kann: www.bmfsfj.de